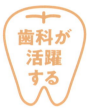

ミールラウンド&カンファレンス

歯科が活躍する

高齢者の「噛めない」「食べない」に
訪問診療で取り組むためのガイドブック

菊谷 武 編著

高橋賢晃・戸原 雄・尾関麻衣子 著

医歯薬出版株式会社

執筆者一覧

編著者

きくたに　たけし
菊谷　武（歯科医師）
日本歯科大学　教授
日本歯科大学口腔リハビリテーション多摩クリニック　院長
日本歯科大学大学院生命歯学研究科　臨床口腔機能学

著者

たかはしのりあき
高橋賢晃（歯科医師）
日本歯科大学口腔リハビリテーション多摩クリニック

と はら　たかし
戸原　雄（歯科医師）
日本歯科大学口腔リハビリテーション多摩クリニック　医長

おぜきまいこ
尾関麻衣子（管理栄養士）
日本歯科大学口腔リハビリテーション多摩クリニック

This book is originally published in Japanese
under the title of：

SHIKA GA KATSUYAKUSURU MEAL ROUNDS & CONFERENCE
(An Introduction of meal rounds & conference for Dental Professionals)

KIKUTANI, Takeshi, editor
　Professor, Nippon Dental University School of Life Dentistry of Tokyo
　Director of the Nippon Dental University, Tama Oral Rehabilitation Clinic

© 2019 1st ed.
ISHIYAKU PUBLISHERS, INC.
　7-10, Honkomagome 1 chome, Bunkyo-ku,
　Tokyo 113-8612, Japan

はじめに

　人口の高齢化が進み，医療費・介護費の高騰が叫ばれるなか，歯科は60歳代をピークに受診患者を大きく減少させています．その理由の1つとして，人口の構成が大きく変わり，歯科疾患の構成も急激に変化していくなか，歯科はいまだに医院に来られる元気な人のみを外来診療の対象としているからというものがあります．

　加齢により足腰の衰えがみられるように，すべての人には加齢に伴う口腔機能の低下がみられます．そこで「噛みにくい」を訴えてきた患者に対して，その原因をすべて歯の欠損や義歯の不適合，咬合の問題と考え対応してきた歯科には，大きな転換が必要となってきています．つまり，噛めない理由は「年のせい」であり，「認知症のせい」であり，そうした原因があるのなら「残念ながら回復する余地は乏しい」と患者に伝える必要があるのです．

　外来診療室に訪れる高齢の患者のほぼすべては徐々に通院不可能になっていきます．日本人は平均すると女性で12年，男性で8年もの長い間，介護や人の手を借りて生活をしなければならない『不健康期間』と呼ばれる時期を過ごさなければなりません．そして，この期間こそが，私たち歯科が訪問診療で対応しなければならない時期です．この通院不可能な時期には口腔機能も併せて低下してきます．こうした患者をどう支えていくのか．歯科にとって喫緊の課題です．

　訪問歯科診療を始めると，さまざまな困難に遭遇します．外来診療室で行ってきた「良い義歯を作って噛めるようにする」といった歯科における勝利の方程式が効かなくなるのです．そして，私たち歯科が行う診療は時として，「これ以上は噛めない」と診断して，「噛まなくてもよい食事に導く」ということをしなければなりません．そして，そのときの診療目標は，「安全にしっかりと栄養を摂れるようにする」ということになります．

　施設や在宅への訪問の際に，多職種とともに対象者が食事をしているところを見ることが「ミールラウンド」であり，その所見を多職種で話し合い，よりよいケアプランやリハビリプランを提案するのが「カンファレンス」です．これに参加すると，新たな勝利の方程式がみえてくるはずです．

　さあ，食堂に行こう！食事を見よう！

2019年9月

菊谷　武

目次

巻頭折り込み：
表面：本書をもとにしたミールラウンド
　　　とカンファレンスの進め方
裏面：症状別の対応方法一覧

執筆者一覧……II
はじめに……III
付録動画コンテンツについて……VII
経口移行・経口維持計画書様式例……VIII

1章 ミールラウンドとカンファレンスの意義と基礎知識

1. そして今，僕は食堂にいる／ミールラウンドとカンファレンスって何をするの？(菊谷)……2
2. 関わる施設と職種を知ろう(菊谷)……8
3. ミールラウンドと諸制度(高橋)……11
4. ミールラウンドでみられる症状と対応法(菊谷)……16
5. 高齢者施設の各職種との付き合い方
　　―ミールラウンド成功の心得(菊谷)……23

2章 ミールラウンドで活躍するための視点

1. 食事摂取量低下の原因を考える(高橋)……28
2. 食事中の環境に注目する(高橋)……32
3. 食事中の姿勢や食事介助方法に注目する(高橋)……35
4. 食行動に注目する(高橋)……40
5. 咀嚼機能に注目する(戸原)……44
6. 嚥下機能に注目する(戸原)……48
7. 食形態に注目する(尾関)……51
8. ミールラウンドを実施する際に活用できる
　　嚥下機能評価法(菊谷)……56

3章 ミールラウンドの現場でやること

1. 口腔：歯科医療につなぐ
   —要介護高齢者における歯の意味（菊谷）……62
2. 口腔：口腔内に存在するリスクの捉え方（菊谷）……65
3. 口腔：運動障害性咀嚼障害の見方（高橋）……70
4. 口腔：原始反射の見方（高橋）……73
5. 全身：栄養状態のチェック（尾関）……77
6. 全身：薬の影響を考える（高橋）……88
7. 全身：身体機能をチェックしよう（菊谷）……92
8. 全身：認知症のタイプを知る（菊谷）……96
9. 食形態：食形態の基礎知識（菊谷）……100
10. 食形態：食形態の調整方法と指導の実際（尾関）……105

4章 ミールラウンド 次の一手

1. 摂食嚥下機能の高度な検査のタイミングと依頼の方法（菊谷）……114
2. 利用者本人・家族にお願いすること（戸原）……117
3. ミールラウンド後に利用者や家族，ケアスタッフからの疑問に答える（菊谷）……120

5章 歯科が関わったミールラウンド事例集

1. 家族が食形態の維持を望んだ事例（戸原）……128
2. 食内容の変更が体重増加につながった事例（高橋）……131
3. 認知症高齢者に対して食具の変更により自食を維持した事例（高橋）……134
4. 看取りに向けて食支援のギアチェンジを行った事例（高橋）……137
5. 行動提示がうまくいった事例（菊谷）……140

コラム ●食事量を考える（菊谷）……125
●食具と食の自立（菊谷）……142

装幀・本文デザイン
mg-okada

付録動画コンテンツについて

　本書の本文中「動画＋数字」で示されている箇所については，対応する動画が参照できます．次ページに動画の一覧と説明がありますので，該当する動画がどのようなものか確認し，ミールラウンドとカンファレンスに役立ててください．

● 動作環境
　Android 5.0 以上のChrome 最新版
　iOS 11 以上のSafari 最新版
　※パソコン（Windows，Macintosh 等）・フィーチャーフォン（ガラケー）には対応しておりません．

● 視聴方法
　下記のQR コードを読み取って，動画配信ページにアクセスしてください．
　ページ上の項目を選択（タップ）すると動画を視聴することができます．
　※ QR コードが読み込めない場合は，以下のURL からアクセスしてください．
　　URL：http://www.ishiyaku.co.jp/ebooks/445640/

● 注意事項
　お客様がご負担になる通信料金について十分にご理解のうえご利用をお願いします．
　動画コンテンツを無断で複製・公に上映・公衆送信（送信可能化を含む）・翻訳・翻案することは法律により禁止されています．

● お問い合わせ先
　以下のお問い合わせフォームよりお願いいたします．
　　URL：https://www.ishiyaku.co.jp/ebooks/inquiry/

動画番号	タイトル	説明	掲載箇所
1	むせ	食事前に，むせが起こっています	1章4
2	嗄声（湿性嗄声）	痰が絡んだような声，しゃがれるような声がでてきます	1章4
3	食べこぼし1	食具を握る右腕の動きが悪く，肘の位置が肩より前方にでないため，食事をうまく口元に運べていません	1章4
4	食べこぼし2	上下の口唇がうまく閉じられず，口唇の間から食べ物がこぼれています．また，左下口唇の感覚障害もあります	1章4
5	食べこぼし3	一口量が大きいため食べこぼしています．ペースも早く，口に入れた食べ物を飲み込む前に，次の一口を食べています	1章4
6	痰がらみ1	一口目を口にする前後に，たんの絡む音が聞こえます．また，最後にはむせています	1章4
7	痰がらみ2	発声とともに「ゴロゴロ」とした，たんの絡む音が聞こえます	1章4
8	ため込み	食べ物が口に入っても咀嚼をせず，口のなかにため込んでしまっています	1章4
9	口があかない	食べ物が目の前にきても，口を開けようとしません	2章4
10	異食	手に持ったぬいぐるみを食べようとしてしまいます	2章4
11	早食い	食べるペースが早く次々と食べ物を口に運んでいます	2章4
12	視空間認知機能低下	食器の柄を食べ物と認識してしまい，掬おうとしてしまっています	2章4
13	単純上下運動による咀嚼	食べ物が口に入ったあと，顎の単純な上下運動のみで処理します	2章5
14	単純上下運動と押しつぶしによる咀嚼	食べ物が口に入ったあと，顎の上下運動と，口角を引く動きがあります	2章5
15	通常の咀嚼	食べ物が口に入ったあと，左側で噛み，そのあとに右側で噛みます	2章5
16	不均質に咀嚼された試験食	咀嚼がほとんどなされないまま，試験食が咽頭に流入します	2章5
17	一部不均質に咀嚼された試験食	動画16に比べ，試験食が咀嚼されて混ざり合っています	2章5
18	均質に咀嚼された試験食	しっかりと咀嚼され，混ざり合った試験食が飲み込まれます	2章5
19	ガラガラしていた人の咽頭内	たんがらみのある人のVE画像です．咽頭で唾液が泡立っています（音声なし）	2章8
20	さきいか試験1	舌の側方運動によりさきいかを左の臼歯部に移送する動き（側方運動）があります	3章3
21	さきいか試験2	臼歯部に食べ物を移送できずに前歯部に停滞しています．側方運動がありません	3章3
22	咀嚼を必要としないゼリーを咀嚼	咀嚼を必要としないゼリーを食べていますが，咀嚼したままになっています	3章3
23	口尖らし反射	上唇を触られると，口唇を前に突き出します	3章4
24	咬反射	指が口に入ると咀嚼様の動きが始まります	3章4
25	吸啜反射	口に入ってきた指を吸う動きがあります	3章4
26	オーラルジスキネジア	舌を突き出すような動き，口腔の不随意運動があります	3章6
27	抗精神病薬による鼻腔逆流・改善前	喉～鼻腔に食べ物が逆流してきています（白く映るもの）	3章6
28	抗精神病薬による鼻腔逆流・改善後	動画27の人が薬を中断すると，逆流もなく正常な嚥下が行われました	3章6
29	小脳失調性歩行	両足を開き，体を揺らしながら酔っ払ったように歩きます	3章7
30	小刻み歩行	前かがみ，あまり手を振らずに一歩の歩幅が小さく，小刻みに歩いています	3章7
31	開鼻声	「バベボ」が「マメモ」に，「ダデド」が「ナネノ」に聞こえます	3章7
32	箸が上手に使えない1	箸をうまくもてず，ごはんを口に運ぶことができません	コラム「食具と食の自立」
33	箸が上手に使えない2 －スプーンなら大丈夫	動画32の人ですが，スプーンに持ち替えることにより，ごはんを食べることができています	コラム「食具と食の自立」

● 経口移行・経口維持計画書様式例

経口移行・経口維持計画（様式例）　別紙3

氏名		性別 □男　□女	生年月日 年　月　日	経口摂取の状態 □歯又は使用中の義歯がある □食事の介助が必要である	算定加算 □経口移行加算 □経口維持加算（I） □経口維持加算（I）及び（II） 　協力歯科医療機関名
摂食・嚥下機能検査の実施* □水飲みテスト　□頚部聴診法　□嚥下内視鏡検査　□嚥下造影検査　□咀嚼能力・機能の検査 □認知機能に課題あり（検査不可のため食事の観察にて確認）　□その他（　　　　　）			検査実施日* 年　月　日		**検査結果や観察等を通して把握した課題の所在** □認知機能　□咀嚼・口腔機能 □嚥下機能

※　経口移行加算を算定する場合は、*の項目の記入は不要です。

1．経口による継続的な食事の摂取のための支援の観点*

※ 当欄の項目に関しては、食事の観察及び会議を月1回実施の上、記入してください。

食事の観察を通して気づいた点
食事の観察の実施日：　　年　　月　　日
食事の観察の参加者：□医師　□歯科医師　□管理栄養士/栄養士　□歯科衛生士　□言語聴覚士　□作業療法士　□理学療法士　□看護職員　□介護職員　□介護支援専門員

①	上半身が左右や前後に傾く傾向があり、座位の保持が困難である	□はい　□いいえ
②	頚部が後屈しがちである	□はい　□いいえ
③	食事を楽しみにしていない	□はい　□いいえ
④	食事をしながら、寝てしまう	□はい　□いいえ
⑤	食べ始められない、食べ始めても頻繁に食事を中断してしまう、食事に集中できない	□はい　□いいえ
⑥	食事又はその介助を拒否する	□はい　□いいえ
⑦	食事に時間がかかり、疲労する	□はい　□いいえ
⑧	次から次へと食べ物を口に運ぶ	□はい　□いいえ
⑨	口腔内が乾燥している	□はい　□いいえ
⑩	口腔内の衛生状態が悪い	□はい　□いいえ
⑪	噛むことが困難である（歯・義歯の状態又は咀嚼能力等に問題がある）	□はい　□いいえ
⑫	固いものを避け、軟らかいものばかり食べる	□はい　□いいえ
⑬	上下の奥歯や義歯が咬み合っていない	□はい　□いいえ
⑭	口から食物や唾液がこぼれる	□はい　□いいえ
⑮	口腔内に食物残渣が目立つ	□はい　□いいえ
⑯	食物をなかなか飲み込まず、嚥下に時間がかかる	□はい　□いいえ
⑰	食事中や食後に濁った声になる	□はい　□いいえ
⑱	一口あたり何度も嚥下する	□はい　□いいえ
⑲	頻繁にむせたり、せきこんだりする	□はい　□いいえ
⑳	食事中や食後に濁った声に変わる	□はい　□いいえ
㉑	食事の後半は疲れてしまい、特に良くむせたり、呼吸音が濁ったりする	□はい　□いいえ
㉒	観察時から直近1ヶ月程度以内で、食後又は食事中に嘔吐したことがある	□はい　□いいえ
㉓	食事の摂取量に問題がある（拒食、過食、偏食など）	□はい　□いいえ

多職種会議における議論の概要
会議実施日：　　年　　月　　日
会議参加者：□医師　□歯科医師　□管理栄養士/栄養士　□歯科衛生士　□言語聴覚士　□作業療法士　□理学療法士　□看護職員　□介護職員　□介護支援専門員

経口による継続的な食事の摂取のための支援の観点	①食事の形態・とろみ、補助食の活用	□現状維持　□変更
	②食事の周囲環境	□現状維持　□変更
	③食事の介助の方法	□現状維持　□変更
	④口腔のケアの方法	□現状維持　□変更
	⑤医療又は歯科医療受療の必要性	□あり　□なし

算定加算	担当職種	担当者氏名	気づいた点、アドバイス等
経口維持加算（I）			
経口維持加算（II）			
食事形態の種類・とろみの程度 ※日本摂食・嚥下リハビリテーション学会嚥下調整食分類 2013やその他嚥下調整食分類等を参照のこと			

2．経口による食事の摂取のための計画

※ 栄養ケア計画や施設サービス計画において記入している項目は、下記の該当項目の記入は不要です。また、初回作成時及び前月から変更がある場合に記載して下さい。

初回作成日　（作成者）	年　月　日　（　　　　　）		
作成（変更）日（作成者）	年　月　日　（　　　　　）		
入所(院)者又は家族の意向		同意者のサイン （※初回作成時及び大幅な変更時）	説明と同意を得た日 （※初回作成時及び大幅な変更時） 年　月　日

	解決すべき課題や目標、 目標期間	
経口による食事の摂取のための対応	経口移行加算	
	経口維持加算（I）*	
	経口維持加算（II）*	

※本計画書は主に施設側のスタッフが記入するものですが，記載すべき項目は本書で解説する内容と重なります．本書を読み進めることで経口移行・経口維持計画に貢献することができます．

1章

ミールラウンドとカンファレンスの意義と基礎知識

MEAL ROUNDS

「そして今,
　僕は食堂にいる」

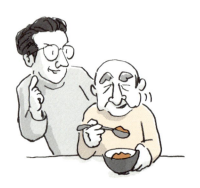

歯科訪問診療を生業（なりわい）としてきた僕は，来る日も来る日も高齢者施設に入居する高齢者の口腔ケアや歯科治療を行ってきた．食べるための口を作り，食べるための義歯を作る．高齢者医療の一端を担ってきたとの自負がある．なにより，口腔ケアは誤嚥性肺炎を予防するというエビデンスはあるし，義歯を入れれば噛めるようになって，いろんなものが食べられるようになる．そんなことは，いまさら疑う余地もない．

　しかしあるとき，疑問が頭をよぎるようになった．毎年必ず一定数の患者が肺炎で入院し，そしてそのうちの多くの人が亡くなる．さらに，新しい義歯を作っても，患者はその義歯を使ってくれず，歯がないままで食事をしている人が多いと聞いた．僕の努力が足りないのか？　外来診療では義歯の上手な先生として近所で名は通っていたはずなのに．何が起こっているのか？

　そして，あるとき僕は，そもそも目の前の患者は普段何を食べているのか知らずに診療をしていることに，そして自分がケアした口が，さらに作った義歯が食事の際にどのような働きをしているのかまったく見たこともないことに気がついたのだ．僕は患者を本当に支えてきたのだろうか？僕は，「食べるための口を作り，食べるための義歯を作ってきた」はずだった．どうすれば，この疑問に答えを出すことができるのだろう．

　これまでの僕は，患者の食事時間帯を避けて訪問していた．食事の時間を邪魔してはいけないと思っていたからだ．この時間帯は僕自身もスタッフと食事をしていた．しかし，これこそが間違いであることに気づいた．僕の診療の目的が「食べるための口を作り……」であるならば，食べているところを見なければ，意味がない．

　そして，僕は食堂に行かなければならないと思った．
　そして今，僕は食堂にいる．

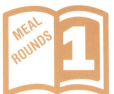

ミールラウンドとカンファレンスって何をするの？

① ミールラウンドでやること

　高齢者施設で歯科訪問診療をしていた「僕」は，気がつきました．歯科医療の目的が，「食べるための口を作る」のならば，「食べているところを見ないといけない」，ということに．つまりミールラウンドとは，施設の利用者が食事の際に果たして何をどのように食べているのか，食事場面を観察して判断しようというものです．これを通じて，まずはその人の咀嚼機能や嚥下機能を評価します．そして，その評価に基づいて，「本人に合った食事の形態とは？」，「本人に合った食べ方とは？」，「本人に合った介助方法とは？」といった事項を，施設の医療・介護職員たちとカンファレンスを開催して話し合うのです．

　私たち歯科医療従事者は，外来診療では咀嚼障害のある患者のうち，軽症の人しか診てこなかったといえます．なぜなら，歯科医院に来られる人というのは，咀嚼機能に問題があるとはいっても，よほどの硬い物以外は普通の食事ができる人であったからです．

　それが，高齢者施設に来ると，どうでしょうか．まず，普通食を食べている人が2割程度と極端に少ないのがわかります．多くの利用者は咀嚼障害が中等度から重度であるといえます．かじり取ることが困難な人には一口大食が提供され，咀嚼が困難な人には刻み食やソフト食といった噛みやすい食事が提供され，咀嚼ができない人にはミキサー食が提供されています．

　ところで，私たち歯科医療従事者の仕事とは，咀嚼が困難，あるい

はそもそも咀嚼ができなかったり，かじり取りができなかったりする人に対して義歯を作ることで問題を解決し，普通食を困難なく食べてもらおうということです．しかし，世の中の80歳の高齢者の現在歯数が20歯以上の者の割合が5割を超えたように，高齢者施設の利用者にも多くの歯をもつ人が同程度います．そうなると，歯がない，あるいは義歯を入れていないから咀嚼ができない，かじり取りができないというわけではないことに気がつきます．また，逆に歯がなくても結構な食事（普通食や一口大食）まで食べている人がいることにも気がつきます．歯の存在や咬合の存在は，利用者の咀嚼障害の程度を決定するのに対して絶対的な因子ではなく，1つの因子に過ぎないことがわかります．

　また，利用者の多くは，自立した日常生活が困難になって施設に入居しています．それは，身体が動かしづらくなって（身体機能の低下），判断が働かなくなって（認知機能の低下）きているからです．実は，多くの利用者の咀嚼機能の低下の原因はここにあります．すなわち，「身体機能の低下，認知機能の低下の一部として咀嚼運動ができなくなることによる咀嚼障害」であるということです．残念ながら，目の前の利用者が適正な咀嚼運動が可能かどうかは，ベッドサイドで咬合紙をカチカチ咬んでもらうだけでは判断不能ということです．だから，食べているところを見る，それこそが咀嚼機能を判断する唯一の方法となります．そこで，ミールラウンドが必須となるわけです．

　そもそも，「身体・認知機能が低下して咀嚼機能も低下している人に，義歯そのものが必要なのか？」という疑問もでてきます．これは，言葉を換えて言えば，「義歯を作製したら咀嚼機能が向上する人はどの人なのか？　あるいは，義歯を作製しても咀嚼機能が向上しない人はどの人なのか？」ということになります．このことは，ミールラウンドを通して判断が可能です．

　また，食後に行われている施設の職員が実施する口腔ケアの場面に立ち会えば，職員にとって口腔ケアはいかに大変であるかわかりますし，義歯を一つ外すのにもうまくできていない事実に気づきます．そこで，専門家としてのアドバイスが必要となります．

② カンファレンスでやること

　ミールラウンドに続いて，カンファレンスが行われます．カンファレンスは，ミールラウンドで得た摂食状況を踏まえてケアプランを提案・立案する場になります．ここには多職種の参画が求められます．

　多職種とは，その施設の管理栄養士や看護師，食事の介助を行っている介護職員，さらには介護相談員のことを指します．

　利用者個々の食形態の変更は管理栄養士の同席のもとであれば話は早く，配置医や主治医を通じてすぐに行われます．

　吸引が必要な場面や胃瘻患者における部分的な経口摂取など，医療的ニーズの高いケースの場合には看護師の同席が重要です．また，最近の内服状況や体調の変化などの医療情報もケアプランを立てるのに重要な情報です．

　介護職員からはミールラウンドの際には気づかなかった普段の様子などがもたらされます．また，食事の介助方法の変更や新たな提案では，実際に日々食べることを介助している介護職員の理解を得なければなりません．それを伝えるのもカンファレンスの場ということになります．

　介護相談員が同席していれば利用者の家族の意向なども聞き取ることができますし，食形態の変更が必要となった際には，家族にその理由などを説明してくれます．つまり，介護相談員を通じて家族もカンファレンスの出席者になるのです．

　また，カンファレンスは，個々のケースばかりでなく，全体的な情報交換の場としても活用されます．高齢者施設の日々の食事のなかには，摂食嚥下機能が落ちていなくともむせやすい食事が出されていることがあります．それは，ぱらついていたり，汁が染み出ていたりする食べ物だったりしますが(詳細は1章4「ミールラウンドでみられる症状と対応法」参照)，カンファレンスで「今日はむせている人がやけに多いね」といった感想があったりすると，その日のメニューをみて犯人探しが始まります．また，「今日は○○を残している人が多かった」となると，それは単に味が気に入られなかったのか，食形態に問題があったのか，検討してみます．さらには，次のミールラウンドの対象

者になる利用者についての情報共有が行われたりするのも，この場面です．

　カンファレンスは，本来ならば施設の会議室を押さえてすべての職員たちと時間を共有するのが理想です．しかし，それは現実には不可能ですから，立ち話でも何でも多職種が集まりミールラウンドの結果や対象者の体調の情報・普段の様子を共有し，ケアプランを立てるといった機会をもつことが重要になります．

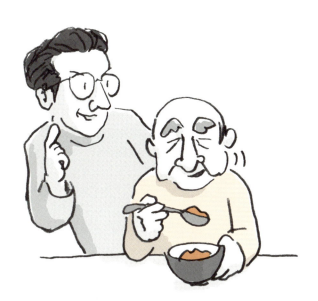

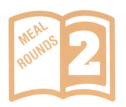

関わる施設と職種を知ろう

POINT!
- ミールラウンドによる介護報酬・診療報酬が設定されている施設を知ろう
- 各施設の設置目的や，入居している利用者特徴を理解しましょう
- ミールラウンドとカンファレンスにおける多職種連携の要は管理栄養士です

　ミールラウンドによる介護報酬・診療報酬が設定されている施設は，「介護老人保健施設」，「介護老人福祉施設」，「介護療養型医療施設，介護医療院」，「地域密着型介護老人福祉施設入所者生活介護」となります．ミールラウンドを円滑に進めるためには，施設ごとの設置目的や，医療職・介護職それぞれの人員配置について知らないといけません．それによって，ミールラウンドに参加可能な職種や，責任をもてる職種が異なるからです．

1 ミールラウンドが行える施設

❶ 介護老人保健施設

　介護保険サービスのなかでリハビリテーションを実施し，利用者の在宅復帰を目的に設置されています．こうした目的のため，医療関連職種は比較的豊富に配置されています．施設長は医師であり，医療的問題に関与します．また，看護師はもちろんのこと，食支援に重要な管理栄養士や言語聴覚士などのリハビリテーション職種も豊富であることが多く，医学的見地からリハビリテーションの目標設定や実施内容，リスク管理が行える傾向にあります．そのため，ミールラウンドやカンファレンスでは，介護職側の意見よりは医療職側の意見が強く反映されがちです．しかし，そうしたカンファレンスの結果をもとにした

対応は，それぞれの専門職によって実行されることが期待できます．

❷ 介護老人福祉施設（特別養護老人ホーム）

高齢者の終の棲家として，生活機能を重視した支援を行う施設です．上述の介護老人保健施設とは異なり，医療職よりは介護職が多くの役割を担っており，どちらかといえば，本人・家族の希望に沿う形のケアプランが優先されます．このため，医学的判断を強調しても，あまり受け入れられにくい状況にあるということを知っておくべきでしょう．

介護老人福祉施設では管理栄養士はほぼ常駐している場合が多いのですが，摂食嚥下リハビリテーションにおいて協働するのに重要な言語聴覚士などのリハ職種の配置は多くありません．さらに，どちらかというと介護職員のこれまでの経験則に従って支援が行われている場合も多く，こちら側からの問題提示に対して理解を示さない場合もみられます．こうした場合には，徐々に施設職員の意識と知識を変えていく，といった働きかけが重要です．うまくいったケースを強調し，成功体験を職員の間で感じ取ってもらうような関わりが肝要です．

❸ 介護療養型医療施設または介護医療院

医療法人が運営する施設で，病院と併設されています．看護師など医療職員の配置が他の施設より手厚く，「インスリン注射」や「痰の吸引」，「経管栄養」などの医療処置に対応しています．

❹ 地域密着型介護老人福祉施設入所者生活介護

小型（定員29名以下）の介護老人福祉施設に相当します．

② 連携の鍵となる職種は管理栄養士

いずれの施設においても，ミールラウンドは栄養ケアマネジメントにおける加算（次項，1章3「ミールラウンドと諸制度」参照）であるため，管理栄養士との連携が欠かせません．管理栄養士が中心にミールラウンドやカンファレンスを実施できている施設においては，取り組

みが良好に行われているケースが多く経験されます．ミールラウンドを行う施設において，どのような食形態の提供が可能なのか，どのような種類のとろみがあるのか，今後利用者のニーズに合わせて変更の余地はあるのかなど，あらかじめ管理栄養士と情報共有する機会をもっておくとかかわりがうまくいきます．

　一方で，施設によっては人員の問題やコストの問題，そして問題意識の高低によってもこれらの内容は左右されてしまいます．私たちの提案がより効果を示すには，まずは，その施設の実情を知ることも必要です．

　また，経管栄養患者や痰の吸引などの医療的ケアが必要な患者に関しては，看護師や医師との連携も欠かせません．

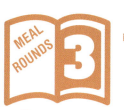

ミールラウンドと諸制度

POINT!
- ミールラウンドでは，多職種と協働しての食支援が大切です
- 対象者が何をどのように食べているのか，評価します
- 歯科的問題点による食事摂取量の低下は歯科治療のきっかけとなります

1 要介護高齢者における摂食嚥下障害

　要介護高齢者は，合併する基礎疾患あるいは加齢変化のために摂食嚥下障害に陥るリスクが高いことが知られています[1-3]．摂食嚥下障害者は，その障害が重篤化した場合，免疫機能の低下に伴う低栄養，脱水，窒息および誤嚥性肺炎を引き起こします[1-3]．よって，臨床の場面では摂食嚥下障害を早期に判定し，その後の合併症に対してのリスクを予測し，予防と代償法を重視したケアプランの計画と実施を行うべきであるといえます．このような背景のなか，高齢者施設に入居する要介護高齢者の経口維持を目的とした「経口維持加算」が2006年4月より介護保険制度に導入されました．

2 経口維持加算の概要

　経口維持加算（Ⅰ）の対象者は，経口により食事摂取をしている者で，誤嚥，摂食嚥下障害を有する者です．算定要件は，月1回以上，多職種共同によるミールラウンドやカンファレンス等を行い，対象者ごとの経口移行・経口維持計画書（本書Ⅷページ参照）を作成していること，医師または歯科医師の指示に基づき管理栄養士等が栄養管理を行った場合であり，前提として「栄養ケアマネジメント加算」を算定している必要があります．

　経口維持加算（Ⅱ）については，当該施設等が協力歯科医療機関を定

表1 経口維持加算についての概要

単位数	経口維持加算（I）	経口維持加算（II）
	400単位/月	100単位/月
算定要件	・経口摂取者で摂食機能障害を有する者 ・月1回以上，多職種によるミールラウンド，カンファレンス等を行うこと ・利用者ごとの経口維持計画書を作成すること ・医師または歯科医師の指示に基づき管理栄養士等が栄養管理を行うこと	・施設等が協力歯科医療機関を定めていること ・医師（配置医師除く），歯科医師，歯科衛生士または言語聴覚士のいずれか1名以上がミールラウンドおよびカンファレンス等に加わった場合，経口維持加算（I）に加えて（II）を算定

めていること，経口維持加算（I）を算定していることが要件として挙げられます．さらに，医師，歯科医師，歯科衛生士または言語聴覚士がミールラウンドやカンファレンスに参加することが算定要件となります．よって，歯科は摂食嚥下機能の低下した利用者に対して，多職種と協働して口から食べることをいかに支援していくかが求められることになります（表1）．

③ 歯科側のメリットは何か

❶ 医療保険における加算

歯科の標榜がない病院に入院中または介護保険施設に入所中の患者に対して，歯科訪問診療を行う歯科医師が栄養サポートチームなどに加わり，ミールラウンドやカンファレンスに参加し，食支援に関わることが栄養サポートチーム連携加算（図1）として評価されるようになりました．

❷ 歯科治療のきっかけとして

認知機能が低下した要介護高齢者は，口腔の痛みをうまく訴えることができないため，口腔の問題は食事摂取量の低下や食事の拒否として現れます．動揺歯が気になって食事がたびたび中断している，あるいは不適合な義歯の使用による口腔内の褥瘡性潰瘍により食事摂取量

```
栄養サポートチーム連携加算Ⅰ・Ⅱ　80点
  Ⅰ：病院
  Ⅱ：施設
　歯科疾患在宅療養管理料（歯在管）に対する加算であり，
歯科医師が，患者の入所施設で行われた経口による継続
的な食事摂取を支援するための食事観察または介護施設
職員等への口腔管理に関する技術的助言・協力及び会議
等に参加し，それらの結果に基づいて食事観察等に参加
した日から起算して2月以内に管理計画を策定した場合
に，月に1回に限り80点を加算する．
```

図1　栄養サポートチーム連携加算Ⅰ・Ⅱ

が低下しているにもかかわらず，認知機能の低下と判断されてしまう
こともあります．このような場合，積極的な歯科治療により摂取状況
の改善が期待できます．

❸ 食支援における歯科の役割

　経口維持加算の導入によるメリットは何かといわれたときに，筆者
は，「これからの歯科の在り方を考える良い機会」ではないかと考え
ます．

　新製義歯の装着後に来院された患者に対して多くの歯科医師は，決
まって「痛くなかったですか？」や「外れやすくなかったですか？」と
いう質問をすると思います．そして歯科治療を行い，痛みが改善さ
れ，義歯の安定や維持が確保されれば，治療はほぼ終了したと考えて
しまいます．これは，今までの歯科医療がいかに咬合の回復と義歯の
安定に重きを置いていたかを物語っています．

　しかし，高齢者施設における食支援の場面では，義歯の安定や咬合
に加えて，製作した義歯がどのように機能しているかを観察すること
が重要と考えます．製作した義歯で何をどのように食べているかの評
価を行うことが，食支援において大切です．ミールラウンドに携わる
と，歯科の役割は口腔の機能を通じて生活を支えることであると感じ
ることができます．そして，歯科診療室に来院する患者に対しても治
療後に「何が食べられるようになりましたか」という質問をしたくな
るでしょう．

4 高齢者施設における多職種協働による摂食支援の実際

　私たちがこれまで介護保険施設で行ってきたカンファレンスとミールラウンドを含めた摂食支援システムについて紹介します[4]（図2）.

　施設に訪問した歯科医師，歯科衛生士が，施設の看護師，管理栄養士，相談員，ケアスタッフとともにカンファレンスを開催し，利用者の摂食状況，栄養状態について検討します（図3）.

　カンファレンス時には，施設職員からの食事時の問題点や食事摂取状況を聴取し，体重変化のデータより摂食嚥下障害の疑いありと考えられた利用者に対してミールラウンドを行い（図4），実際の食事場面の観察評価および頸部聴診法による摂食嚥下機能の評価を行います.そして，評価に基づき食形態の変更や栄養摂取量の変更，食事介助方法の適正化や摂食姿勢の提案などの食事環境指導を行います.ミールラウンド時は，摂食状況をビデオに記録します.

```
1. カンファレンスの実施（月1回）
      摂取状況，栄養状態の確認
      摂食嚥下機能の変化についての検討
      食事の問題点についての報告
2. ミールラウンド
      多職種による食事場面の観察
      頸部聴診法などのスクリーニング検査
3. 評価後のカンファレンス
      評価および指導の確認
      ケアプランの検討
```

図2　施設における摂食支援システム

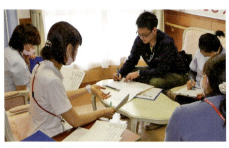

図3　多職種とのカンファレス

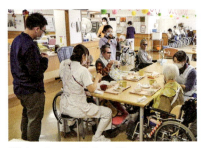

図4　ミールラウンド

評価後には，まとめとして施設職員とのカンファレンスを再度行い，ビデオに記録した映像を振り返りながら，指導内容の確認，今後のケアプランについての検討を行います．

■ 参考文献 ---

1) Ekberg O, Feinberg MJ. Altered swallowing function in elderly patients without dysphagia：radiologic findings in 56 cases. Am J Roentogenol. 1991；156：1181-1184.
2) Sheth N, Diner W. Swallowing problems in the elderly. Dysphagia. 1988；3：209-215.
3) Tibbling L, Gustafsson B. Dysphagia and its consequences in the elderly. Dysphagia. 1991；6：200-202.
4) 菊谷武, 高橋賢晃, 福井智子, ほか. 介護老人福祉施設における栄養支援─摂食支援カンファレスの実施を通じて─. 老年歯学. 2008；22：371-376.

ミールラウンドで みられる症状と対応法

動画でチェック！
動画1, 2, 3, 4, 5, 6, 7, 8

POINT!
- ミールラウンドで観察される症状は，本人の口腔・咽頭機能だけでなく，食行動の問題やそれとの関連を読み解くことにつながります
- 症状を理解して，施設の職員にその程度を伝えることで，職員にとっての重要な気づきとなります
- カンファレンスではこうした症状の存在を共有し，原因について検討を進めていきます

ミールラウンドでは，以下に示すさまざまな症状の有無と，その程度などを直接確認することができます．ここから得られる情報は，本人や職員からの聞き取りから得られる情報よりもある意味確実で重要な要素を含んでいます．いかにこうした症状に気づき，読み解くか．これが，ミールラウンド成功の重要なポイントです．

なお，本項で解説する各症状については巻頭の折り込み用紙の裏面「症状別の対応方法一覧」において，対応方法などを詳述しています．

1 むせ

「むせ」（**動画1**）は誤嚥の重要なサインであり，摂食嚥下障害を代表する症状の1つです．ミールラウンドでは，「いつむせたか」が重要です．食事が始まる前からむせている場合は，唾液によるむせが考えられます．食事後半のむせは，食事の時間が長くなったことの疲労によるむせが考えられます．食後しばらくしてからのむせは，逆流による誤嚥が考えられます．

また，水分でむせたのか，固形物でむせたのかなど，どのようなものでむせたのかを確認することも重要です．さらに，むせが認められた場合は，むせの強さについても注目します．強いむせが出ない場合は，十分に喀出できないことが考えられます．その場合は，発声を指示すると痰がからんだようなガラガラ声（湿性嗄声）になります（**動画**

2）．痰がらみやガラガラ音については，頸部聴診法などのスクリーニング検査を併せて行うと診断の精度が上がります．

❶ むせる食品とは？

1）水分

　最もむせやすい食品といえば，「水」であることに多くの人は驚きます．一般に最も飲み込みやすいものだと考えがちだからです．しかし，摂食嚥下障害のある人は「スプーン1杯の水で溺れる」といわれるほど，水分を飲むのは難しいのです．これは，水のような液体は口腔から咽頭内を早く移動してバラバラになりやすいために，嚥下のタイミングを合わせるのが難しいためです．

　水分でむせる場合には，とろみを付けることで対応します．とろみを付けることにより，まとまりをもってゆっくり流れ落ちるようになるからです（とろみの付け方は3章10「食形態：食形態の調整方法と指導の実際」参照）．

2）パラパラしたもの

　まとまりがなくパラパラしたものは，むせやすい食品です．よく炒められたチャーハンなどは，われわれでもむせることがあります．口や喉のなかに食べ物が散らばってしまい，飲み込みにくいのです．こうした食べ物はあんかけやマヨネーズなどで和えるとまとまりが良くなり，栄養価も上がるので有効です．

3）噛むとなかから汁が出る食品

　噛んだ瞬間に汁が出る食品も，誤嚥とむせを引き起こす場合があります．高野豆腐などはその一例ですが，果物も同様に噛むと汁が出てくるものがあります．噛んでいる最中に果汁が咽頭に一気に流れ込み，嚥下のタイミングが合わずにむせてしまうことがあります．こうした食べ物は，あらかじめ小さめにしておけば（イチゴなら半分にする，リンゴなら薄切りにするなど），危険なくおいしく食べられます．

4）具と汁が合わさっている食品

　みそ汁は日本の食卓の多くの場面を飾りますが，「みそ汁肺炎」という言葉が示すよ

うに，大変誤嚥しやすい食品です．具と汁が一緒に口のなかに入ると
やはり汁だけが早く動き，むせてしまうからです．具と汁を別々に口
のなかに入れる工夫が必要です．また，五分粥や三分粥などと呼ばれ
るおかゆも，重湯とごはん粒に分離してしまい，誤嚥しやすくなる場
合があります．この場合，重湯の少ない全粥のほうが安全です．

② 食べこぼし

　「食べこぼし」は，食事のマナーの面から問題になるだけでなく，
実際の食事量の減少にもつながります．さらには，誤嚥を引き起こす
原因にもなることから注意が必要です．まず，「いつ，食べこぼして
いるか？」を観察する必要があります．

❶ 口まで運ぶ間にこぼしてしまう場合

　この場合には，食べ物を食器から取って口のなかに運ぶまでの間に
何らかの問題があることが予想されます．腕の運動範囲の減少やうま
く手首を返せない，姿勢の不良など，利用者の能力の問題である場合
もあれば，テーブルと椅子の位置関係が悪い，食器の問題など食事の
環境の不適切な設定なども原因になります（**動画3**）．

　対応法として，介助者が手を添える，食具の工夫を行うなどがあり
ますが，食具を使っての食事は困難であると判断した場合は，いくつ
かの食事を手づかみのできる食事に変えること（主食をおにぎりにす
るなど）で，食の自立が確保できます．

❷ 口に入れるときにこぼしてしまう場合

　食べ物が口に入ってくるタイミングでしっかり唇が閉じられなけれ
ばなりませんので，口に入れる際にこぼしてしまうのは，唇の動きが
悪いことも考えられます（**動画4，5**）．

　この場合，食事の際に口唇の閉鎖を介助すると食べこぼさずに取り
込めます．また，さらさらとした（流動性が高すぎる）食品はこぼし
やすくなりますので，少しまとまりのある（凝集性のある）食事にす
ると，うまく取り込むことができます．

❸ 咀嚼中や飲み込んだ瞬間の食べこぼし

　食べ物を口に入れた後にこぼしてしまう場合も，口唇の閉鎖力低下が原因であることがあります．また，咀嚼中に食べこぼす場合は，口からこぼれるのを避けるために上を向きがちになることがありますが，上を向いた姿勢は誤嚥を招くことから，注意が必要です．

　また飲み込みの際に食べ物が口から飛び出してくる場合は，嚥下の際に口のなかの圧力が高まり，喉のなかに送り込む圧力が唇から漏れていることを示しており，こちらも誤嚥のリスクが高い状態です．唇を押さえながら正しい姿勢で咀嚼するようにしたり，飲み込みの際にも唇を押さえて，嚥下の圧力が漏れないようすることが1つの解決策です．

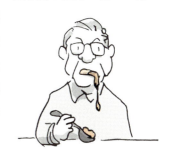

3　痰（タン）がからむ

　「今日は朝から痰がらみがひどい」，「食事を始めたら痰がらみが始まった」は，介護の現場でよく聞かれる言葉です．「痰がらみ」と表現される状況とは，呼吸のたびにガラガラと音がすることです．本来「痰」とは何らかの原因によって生じた気管内分泌物のことを指すのですが，ここで注意が必要なのは，からんでいるのは本当に「痰」なのかどうかということです．つまり「痰がらみ」を起こしている利用者は，みな，肺炎や感冒にかかっているのでしょうか？

　実は，ここでいう「痰」とは，気管内へ侵入した食べ物や飲料，そして，自分の唾液である可能性が高いのです．そこで，上記の「今日は朝から痰がらみがひどい」，「食事を始めたら痰がらみが始まった」という事象は，「朝から嚥下機能が低下していて，唾液が咽頭内にあふれており，あたかも唾液で溺れている状態」，「食事の喉頭侵入または誤嚥があり，呼吸のたびに食事や食事の水分が泡立っている」と解釈したほうが合理的です（動画❻）．

　前者の場合は，当日は何らかの理由で体調が悪く誤嚥や窒息のリスクのあることを示します．後者の場合では，食べ物や飲み物が本人の

機能に合っていないか，適切な食事介助方法が行われていないから起こっていると考えるべきです．食事内容の再検討や食事介助法の適正化を即座に検討するべきサインといえます．

会話時にガラガラ声になることありますが，これを「湿性嗄声(しっせい)」といいます(**動画2，7**)．これも嚥下障害を疑う症状となります．声を出す際には吐く息で声帯を震わせることで発声となります．しかし，声帯の周囲や喉頭，咽頭内に唾液があると，声が泡立つようにガラガラと変化します．ですので，排出された喀痰のなかに食べ物が混ざっていないか確認する必要があります．食べ物が認められた場合には誤嚥を疑います．唾液誤嚥や食べ物の誤嚥が頻繁に認められる際には，食後の吸引が必要となることもあります．

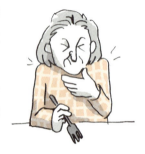

❹ 食事を口のなかにため込む

「ため込み」と呼ばれる症状は，食事に対する認知が低下することによって起こる場合と，口腔機能の低下によって起こる場合が考えられます．

❶ 認知機能低下の場合

認知機能の低下により，口のなかに入ったものが食べ物だと認識できずにため込んでしまうことがあります．食事と認識できなかった場合にはため込みにつながりますが，異物と感じてしまった場合には，吐き出す行為につながります．いつまでも口のなかにため込むと食事時間が極端に延長し，食事摂取量が十分に確保できなくなります(**動画8**)．

また，長時間ため込んでいると，刺激により分泌された唾液も相まって，ある時点で一気に咽頭に流入して，誤嚥の原因になったりします．特に，でんぷんを含むごはんやジャガイモといった食品は，

唾液中のアミラーゼと反応して離水を起こし，どろどろの状態となり咽頭に流れ落ちる危険性があります．

　吐き出す行為が続くと，介護している側を衛生面や心理面で疲弊させます．「わたしの作った食事が気に入らないのかしら？」，「嫌いなものだったのかしら？」といった具合です．触感のはっきりした野菜や噛み切りにくい肉などの場合には，特に吐き出しが起こることがあります．ザラザラ，ゴワゴワした食べ物は食品と認識していれば良い歯触り・歯ごたえといった感覚で受け入れられますが，食品としての認識が乏しい場合には異物以外の何物でもありません．そこで吐き出しにつながってしまうのです．また，肉や焼き魚など噛んでも口のなかに残りやすいものは，吐き出しにつながることがあります．

❷ 認知機能低下の場合

　食事の味を，「甘いもの」や「辛いもの」といった明確にするほうが，口腔の動きを促すことにつながります．味がはっきりした食品は「食べ物」として，食べる人に強く働きかけをします．認知機能の低下した高齢者においては甘いものを好む傾向があるのはよく経験され，時として「甘いもののほうが口の動きが良い」と表現されることがあります．甘いものは糖の成分の味，すなわちエネルギーの源として身体が覚えているからだといえます．

　また，食品の温度にメリハリをつけるのもよいでしょう．冷たいものはより冷たく，温かい料理はしっかり温めて，食事に食べ物としてのアピール力をもたせましょう．さらに，吐き出してしまう人には，滑らかで，咀嚼しやすい食品を選ぶように心がけます．

❸ 口腔機能低下の場合

　咀嚼機能に合わない食事が提供されていることも，いつまでも噛んでいるといった症状につながります．いくら噛んでも噛み切れなければ，飲み込みの動作にはつながりません．これは問題のある行動ではなく，むしろ「噛めないので飲み込まない」という合理的なことが起こっているわけです．反対に，噛めていないのに飲み込んでしまえば窒息の恐れすらありますから，ある意味で正しい行動といってよいで

しょう．この場合，咀嚼機能を十分に判断して，本人の機能に合った食事を提案します．

5 食事を噛まない，丸のみする

　食事を噛まないままに，丸のみをするといった場面にもよく出会います．噛むという動作・行為は，口元に捉えた食べ物を粉砕して唾液と混ぜて，安全に飲み込める形に加工するために行うものです．ですから，噛まなくてもよいと判断される食べ物，例えばヨーグルトを口にした際には，そもそも噛む行為は起こりません．「噛まない」理由の1つとして，噛む必要があると判断していないから噛む動きが起こらないということも考えられます．すなわち，認知機能の低下によって判断ができないのです．この場合には，噛む動作なしに，そのまま丸のみになっていきます．

　また，噛む必要があると判断しても，口腔機能が低下していて噛みたくても噛めない状況もあります．咀嚼するための歯が十分にない場合や，義歯が合っていない場合がこれに当たります．舌の機能が低下している場合にも，噛むことができません．やはりここでも，本人の咀嚼機能の適正な判断が必要となります．

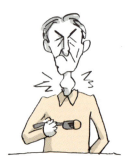

6 カンファレンスで何をするか

　ミールラウンドによって，ここまで示してきた症状の有無や程度，その原因を明らかにしていきます．さらに，これらが誤嚥や低栄養につながるのであれば，利用者にどのような影響を与えているのか，多職種で共有する必要があるでしょう．そして，カンファレンスの場においては，施設として食形態や介助法の変更で対応できることを検討します．また，歯科としては義歯作製や修理を通じて症状を軽減する方法を提案していきます．

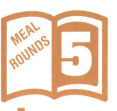

高齢者施設の各職種との付き合い方
——ミールラウンド成功の心得

POINT!
- ミールラウンド・カンファレンスは完全な他流試合の場所と心得ます
- ミールラウンドでは，職員同士の関係もアセスメントが必要です
- カンファレンスでは，すべての職種に気を使い，皆が成功体験を得られるように配慮します

　多職種が集うミールラウンドとカンファレンスの現場は，歯科の外来診療室と違って，まさに他流試合の場です．そこではたとえこちらがいくら正しいことをいっていたとしても，それを実践する場所は高齢者施設であり，実施するのは施設の職員です．つまり，施設の職員をいかに「その気」にさせるかがミールラウンドの成功の秘訣です．この完全アウェー状態の場における，ミールラウンド成功のためのコツと裏話をご紹介します．

1 "虎の威を借る"看護職には要注意

　高齢者施設においては，介護や福祉系の職員が多いなかで，看護師をはじめとする看護職員は医療の内容を最も理解してくれる盟友となります．しかし，私たち歯科医療従事者と看護師との関係，看護師と他の職員との関係を見誤ると，ミールラウンド・カンファレンスの成功はありません．窒息のリスクや誤嚥性肺炎のリスクをはじめ，健康管理上の問題をなかなか理解してくれず，日常の介護に反映できていない介護職員に不満をもっている看護職員もいます．そこで，私たちの意見が看護職員にとって「わが意を得たり！」となると，「歯科の先生だってこう言っているでしょ！」，「先生の指示ですよ！」といった具合に，介護職員に威圧的な指示を出したりする場合があります．

　施設に関わった当初は，私たちの意見にいち早く反応してくれる盟

友と思っていても，日々食事の介助をしている職員のなかであまり良く思われていないとなると，私たちも同様の立場となってしまいます．常に介護職員の目線を忘れずに，介護職員から直接利用者の普段の様子を聞いたり，できそうなことを一緒に考えるといった姿勢が重要です．

② "苦節30年，古株"の介護職員とどう付き合うか

　どこの施設にもベテランさんはいるものです．そして，そのベテランが常に新しい考え方を吸収し，リーダーシップを発揮してくれるとは限りません．口にため込んで食べない人には，鼻をつまんで（！）飲み込ませ，「ほら，ごっくんできたでしょ！」なんて恐ろしくなるような指導を新人職員にしていたりします．また，自分にしかできないのだといって，口を開かない利用者に目にもとまらぬ速さで口のなかに食事をねじ込むといったテクニックを披露してくれる職員もいます．

　このような職員の多くは，残念ながらため込みや口を開かないなどのさまざまな症状に対する医学的解釈や対応方法には興味がなく，これまでの自分の独自の方法にこだわる傾向があります．そうした職員の多くは，ミールラウンドやカンファレンスといった新しい手法の多職種連携に後ろ向きです．そうなると，こちらとしてもつい批判的な対応となってしまうのも事実です．

　ただし，ベテランさんの独自テクニックのなかにも合理的なものもあり，その部分をうまく取り上げ，「その方法はこう考えると，とても合理的だったかもしれませんね」と肯定することも重要です．私たちこそ，職員の輪のなかに入っていく努力が必要な立場なのを忘れてはいけません．

③ "加算 にしか興味のない"管理者側とどう付き合うか

　ミールラウンドやカンファレンスといった取り組みは，経口移行・

経口維持という目的のために行われています．従来，これらの取り組みは先進的な施設で行われており，その高い成果から介護報酬における経口移行加算・経口維持加算という形で制度化され，広く普及が図られています．

　医療者としては，「加算が取れるから取り入れる」のではなく，「利用者にとって必要だから取り入れる」といった思いが必要なのですが，いざ高齢者施設の管理部門からすると，わずかながらでも「経営のメリットになる」と映る場合があります．本加算は，まず対象者が摂食嚥下障害を有していることが条件となります．そこで，加算に関わる様式例の冒頭に「摂食嚥下機能検査の実施」の項目があります（本書Ⅷページ「経口移行・経口維持計画書様式例」参照）．最も実施しやすくリスクも低い検査の1つとして，頸部聴診法があります．場合によってはこの頸部聴診法の実施を依頼してくるものの，私たちがミールラウンドやカンファレンスに参加することには消極的な管理者も見受けられます．本来の食の支援は多職種によるミールラウンドやカンファレンスを通じて実施することが重要で，私たちの出番が単に摂食嚥下障害の有無の確認だけとなっては意味がありません．管理部門の理解も必要となります．

4　"食材の仕入れと栄養計算だけをしてきた"管理栄養士とどう付き合うか

　「患者が食べるところを見ずに，患者の口しか見てこなかった」多くの歯科医師と同様に，高齢者施設の管理栄養士も，「利用者の食べるところを見ずに，栄養計算だけをしてきた」のが良くみられた姿でした．

　栄養管理の有効性が明らかになると同時に，高齢者施設に限らず病院においてもミールラウンドが実施され，給食室に閉じ込もっていた管理栄養士が病棟に上がって多職種と栄養管理方法を検討するNSTラウンド（栄養サポートチームによるラウンド）が実施されるようになってきています．しかし，管理栄養士といえども，咀嚼機能や摂食嚥下機能に合致した食形態への理解が乏しい場合も多く，また，多職

種とのコミュニケーションに慣れていない場合もあります．とはいえ，ミールラウンドの取り組みには，管理栄養士に扇の要として活躍してもらわなければなりません．そして，「本来ならこのようにしたい内容と，実際の現場ではなかなかうまくいかない現状」の板挟みになるのも管理栄養士です．できるだけ，チームとして一体となって動けるようにサポートする必要があるでしょう．

2章

ミールラウンドで活躍するための視点

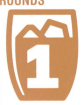

食事摂取量低下の原因を考える

POINT!
- 食事摂取量低下には，多くの原因が考えられます
- その原因を要因別に分けると，理解がしやすくなります
- 口腔の問題により食事摂取量が低下している場合は，歯科としての専門知識が発揮されます

1 歯科治療の目的

　多くの歯科医療従事者は，歯科治療の目的といえば，「咬合の回復」，「安定の良い義歯」，「咀嚼機能の向上」などをイメージするのではないでしょうか．しかし，ミールラウンドを行う現場において歯科がリードするためには，栄養摂取（食事摂取）に注目することが重要だと考えます．実際，介護施設の職員からカンファレンスに上がる問題点の多くが，"食事を食べなくなった"，"食事を拒否する"などの，食事摂取量の低下です．こうした事態は，口腔の問題がその原因となることも少なくありません．さらに，食事摂取量の低下は，体重減少や低栄養につながり，利用者に関わるすべての職員が注目します．そのため，食事摂取量低下の問題解決に取り組むことは歯科医療従事者と介護施設の職員との連携のきっかけとなるでしょう．ミールラウンドにおける多職種連携のなかで，歯科が摂食の専門家としての役割を担うためには，歯科治療における目的を「栄養摂取（食事摂取）」として考えることが大切です．

2 食事摂取量低下の原因について

　代表的な食事摂取量低下の原因を「疾病・加齢による影響」，「口腔・咽頭の問題」，「環境の問題」の3つの項目に分けてまとめました

表1　食事摂取量低下の原因

①**疾病・加齢による影響**
　認知機能の低下（見当識障害，失行，失認，実行機能障害）
　脳血管疾患の後遺症（半側空間無視，片麻痺）
　薬の影響
　味覚，嗅覚の低下
　疲労
②**口腔・咽頭の問題**
　口腔の問題（歯，義歯，軟組織）
　咀嚼障害（器質性，運動障害性）
　原始反射
　咽頭の問題（喉頭挙上，タイミング，咽頭収縮力）
③**環境の問題**
　周囲の環境
　食卓の環境（食器，食具）
　姿勢
　誤った介助
　食形態

（表1）．詳細を以下に解説します．

❶ 疾病・加齢による影響

　認知症に伴う認知機能の低下は，食物を認識できない，食事の手順がわからないといった食行動の問題として観察されます．自分で食事を開始することができなくなると，食事時間が延長し，摂取量の低下が認められることがあります．

　脳血管疾患の後遺症に伴う半側空間無視[※]があると，視野に入らない食品を食べ残すことがあるため，最後まで自分で完食することが難しくなります．麻痺による上肢や口腔周囲の運動機能障害のために食事時の食べこぼしが多くなると，食事摂取量の低下につながります．また，抗精神病薬やさまざまな疾患に伴う服用薬の副作用が食事摂取量の低下に影響することがあります．

　口腔周囲の体性感覚や味覚，嗅覚は，加齢とともに低下すること

※半側空間無視：目では見えているのに，半側にあるものを無視する現象．半側失認ともいう．一般的に，右の脳の損傷に伴う左半側空間無視が多い．

が報告されています[1]. 加齢に伴う味覚や嗅覚の機能低下により, 食事がおいしく感じられない場合も摂取量の低下につながります. また, 感覚の低下により, 味の濃いものや香りの強いものなどを好むようになることもあるため, 特定の食品摂取量の変化についても注意が必要です.

さらには, 食事に集中できなくなったり, 食事時の動作が緩慢になったりすると, 疲労による食事時間の延長が食事摂取量の低下に関与します.

❷ 口腔・咽頭の問題

歯科医療従事者として, 口腔に関連する問題が食事摂取量の低下の原因になっていないかどうかに注目して, ミールラウンドに臨みましょう. う蝕や歯周病, 不適合な義歯, 粘膜の損傷は, 食事時の痛みや咀嚼効率の低下につながるため, 食事摂取量の低下に影響します. また, 歯や舌といった咀嚼器官の欠損に伴う器質性の咀嚼障害だけでなく, 口腔周囲の運動障害に伴う運動障害性咀嚼障害(3章3「口腔:運動障害性咀嚼障害の見方」参照)についての対応も必要となります.

認知症高齢者の口腔周囲に認められる原始反射(3章4「口腔:原始反射の見方」参照)は, 食事摂食時や食事介助時に観察され, 体重減少や低栄養に影響することが報告されています[2].

咽頭期の障害として, 喉頭挙上の低下, 嚥下反射のタイミングの不良, 咽頭の収縮力の低下が挙げられます. これらにより咽頭への残留量が多くなるために, 一度に嚥下できる量が制限されます. また, 食事時の頻回なむせ込みにより, 食事時間が長くなり, 食事摂取量の低下につながる可能性があります.

❸ 環境の問題

環境の問題には, 周囲の環境だけでなく, 食器や食具などの食卓の環境, 姿勢, 介助方法なども含まれます. その人にとって集中できない環境で食事を摂る場合, 食事摂取量の低下の原因となります. また, 食事介助を行う場合, 誤った介助により食事時のむせを経験

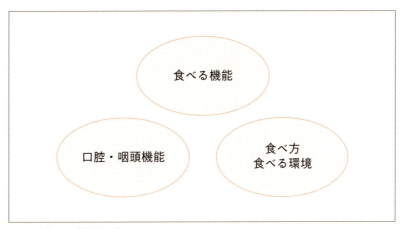

図1　食べる機能を支えるもの

すると，食べることを苦しいこと・嫌なことと認識して食事を拒否する可能性も考えられます．

このように，食べる機能はその人自身の機能だけではなく，環境によっても左右されることを忘れてはいけません．一方で，その人自身の摂食嚥下機能が低下し，経口摂取にリスクがある場合であっても，環境を改善することで，経口摂取を継続することは十分可能となります(図1)．

■ 文献

1) Yoshinaka M, Ikebe K, Uota M, et al. Age and sex differences in the taste sensitivity of young adult, young-old and old-old Japanese. Geriatr Gerontol Int. 2016；16(12)：1281-1288.
2) Hobo K, Kawase J, Tamura F, et al. Effects of the reappearance of primitive reflexes on eating function and prognosis. Geriatr Gerontol Int. 2014；14(1)：190-197.

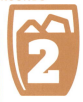

食事中の環境に注目する

POINT!
- 食べる機能はその人自身の機能だけでなく，環境にも影響されます
- ミールラウンドでは，食環境についても目を向けましょう
- 利用者をとりまく介護者も環境因子となることを心がけて，ミールラウンドに取り組みます

環境の重要性

　ご自宅で療養中の77歳の女性について，「飲み込みづらい」という主訴により，摂食嚥下機能検査の依頼を受けたことがありました．この女性は進行性核上麻痺であり，日常生活自立度はB2（介助により車椅子に移乗できる），食形態は常食を摂取していました．家族構成は夫と二人暮らし，介護サービス内容は，週2回のデイサービスを受けていました．食事中にむせ込むことが多く，ここ1年間で窒息によって5回救急搬送されているという状況でした．

　この方の問題点として，疾患に伴う口腔咽頭機能の低下がまず挙げられましたが，最も重要なのは環境改善のアプローチが必要な点でした．摂食嚥下機能の精査を行い，機能に適した食形態を提示したとしても，毎回の食事の準備や食事介助といった食環境の改善を行わなければ，繰り返し窒息を引き起こしてしまうことが考えられました．つまり，患者を取り巻く環境を整備し，社会資源（介護サービス）を有効に活用することが重要でした．このような症例を経験すると，食べる機能はその人自身の機能だけでなく，環境に影響されることを強く感じます．

　ミールラウンドを行う現場における食環境の観察ポイントを**表1**に示しました．摂食における環境因子はさまざまであり，食事をする場所だけでなく，食事をするために必要な食器や食具，そして食

表1　食環境の観察ポイント

周囲の環境
食卓の環境（テーブルクロス，食器，食具）
食事姿勢
食形態
介助者
介助方法

（食事姿勢以下の項目は次項で解説）

事介助を必要とする場合，その介助者自身が環境因子になることがあります．

2　周囲の環境

　食事を前にしても周囲をキョロキョロして，なかなか食事を開始できない人，食事以外のものにたびたび注意をそがれて途中で食事が止まってしまう人は，食事に集中しやすい環境をつくることが重要となります．

　食事の妨げになる環境の問題としては，テレビやラジオの音，BGM，スタッフの動き，食事時の声かけ，隣の席の利用者の会話や食べ方などさまざまです．このような場合の対応法は，誰が見ているかわからないテレビは消して，ラジオやBGMの音量を調整して食事に集中できる静かな環境に改善することが大切です．また，食事時の毎回の声かけをストレスと感じてしまう人もいますので，食事時の不用意な声かけやスタッフ間の大きな声での会話は避けるように留意しましょう．さらに，スタッフの動きが目に入りやすい席や，他の利用者の話し声や食べ方を気にしてしまう場合は，席替えを行うことも必要となります．

3　食卓の環境（テーブルクロス，食器，食具）

　食事意欲を促すための色鮮やかな食卓であっても，視空間認知障害のある認知症を伴う人にとっては，食事摂取量の低下の原因となる場合があります．視空間認知機能の低下によって，絵皿やテーブ

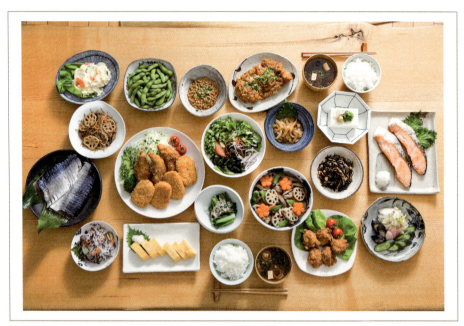

図1　色鮮やかな食卓の例

ルクロス，エプロンの柄を食べ物と認識してしまうことがあります．また，食卓に並ぶ多くの食器・食具あるいは彩りのある盛り付けは，一度に多くの情報処理が困難な人の場合では，食べ物として認識できないため，自分から食事を開始することができず，食事時間の延長と食事摂取量の低下につながることが考えられます．

　このような人の場合，食卓をシンプルにすると食事を開始しやすくなります．例えば，食卓にお箸だけでなく，スプーンやフォークなどの食具が置かれることがありますが，多くの情報は混乱を招くため，必要な食具のみを置くようにします．また，食事がなかなか開始できない人の介助方法として，多くの食事を一度に提供せずに少しずつ小分けにする方法や，食具を手に持たせて食べ物をすくい，口に運ぶような介助方法が有効となるケースがあります（行動提示）．食事開始のきっかけがつかめれば，その後，自分で食事をすることが可能になる場合があります．

食事中の姿勢や食事介助方法に注目する

POINT!
- 適切な食事姿勢（体幹や頸部の角度）について理解しよう
- 口の動きだけでなく姿勢や介助方法にも目を向けましょう
- 姿勢調整後は食事摂取状況をモニタリングしましょう

1 姿勢改善の効果

代償的アプローチや環境改善的アプローチは，機能訓練と比較すると即時に効果が期待できます．特に姿勢の改善は，介助側の精度の高い手技を必要とすることなく，食事姿勢の改善直後にむせの軽減や食事摂取量の増加がみられるケースも少なくありません．また，理学療法士などの専門職や介護スタッフとの情報共有が必要となるため，多職種連携の良いきっかけになることもあります．

2 姿勢について

❶ 適切な食事姿勢

まずは，適切な食事姿勢を確認しましょう（図1）．食事中の体幹姿勢は，垂直からやや前屈位が適切であるため，テーブルと椅子の高さが適切な位置にあるかを確認します．食卓から口元までの距離があると捕食時の食べこぼしにつながります．反対に，テーブルが高すぎる場合は食卓が見えづらい状態での食事になってしまいます．また，体幹だけでなく，頸部の角度についても注意が必要です．頸部が後屈した状態になると，口腔，咽頭，喉頭が一直線になるために食べ物を誤嚥しやすくなります．よって，頸部の傾きは，舌背面が床と平行となる角度を目安とします．さらに，股関節，膝関節の

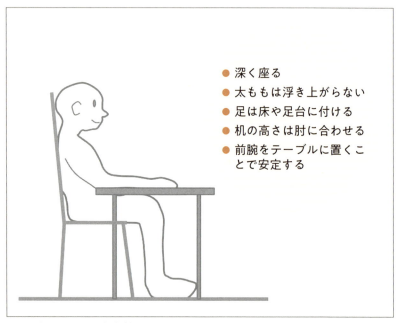

図1　摂食時の基本姿勢

角度が約90°に保たれ，足底部が床や台に接地していることが大切です．

❷ 姿勢調整の方法

　姿勢の調整に関しては，病態に応じた対応が必要となります．特に脳血管疾患の後遺症に伴う片麻痺が認められる場合は，体幹が麻痺側に傾いて姿勢が崩れるため，食事時の食べこぼしが観察されます．また，麻痺側に食べ物が停滞するとなかなか嚥下できないため，食事時間の延長が考えられます．このような場合はクッションやタオルを利用して，体幹が麻痺側に崩れないように調整します．

　姿勢調整を行う際のポイントは，他職種の意見を広く伺い，姿勢調整後の食事状況を観察しながら適切な姿勢を決定していくことが重要となります．また，提案した姿勢を食事中に維持していられるかどうかの確認も重要となります．誤嚥の少ない姿勢として，30°仰臥位の頸部前屈位[1]が広く知られていますが，この姿勢はすべての人に適用できる姿勢ではなく，また必ずしも姿勢を倒せばよいという

ものでもありません．この姿勢は，経口移行のための直接訓練を介助にて開始する場合に適用される姿勢です．よって，自食を継続する場合には非常に食事しにくい姿勢となります．

③ 介助方法について

❶ 介助時の留意点

介助方法については，その精度が誤嚥に大きく影響することがあります．一口の量が多い場合や介助ペースが早い場合，またスプーンのボウル部（食べ物を乗せる部分）をすべて口のなかに入れ込むような誤った介助は，むせや食べこぼしにつながりやすくなります．

食べ物を口腔内に置く位置は舌背の前半部とすることでその後の処理過程がスムーズになり，食べ物の移送が容易になります．また，スプーンですくった食べ物をすべて捕食させようとする介助側の思いから，上唇に擦り付けるような誤った介助方法（図2）を目にすることがあります．このような介助は，顎が上がり，頸部後屈位となるため誤嚥のリスクが高くなります．よって，スプーンの引き抜き角度に注意する必要があります（図3）．

さらに，誤った介助方法によりむせが頻回になると，食事拒否につながる可能性も考えられます．よって，介助者はスプーンに乗った食べ物をすべて捕食させようとせず，スプーンはまっすぐ引き抜くべきであり，口唇閉鎖機能が低下した場合は，ボウル部分の浅いスプーンに変更するような対応が必要となります（図4）．

その他の留意点として，声かけのタイミングがあります．注意障害*のある人に対する不必要な声かけは，食事に集中できなくなるため，食事時間が延長することがあります．また，嚥下時の声かけは，誤嚥や窒息につながるため注意が必要です．よって，声かけを行う場合は食事の開始時にメニューなどを伝えることで食事意欲を促すために行うのがコツです．さらに，食事中の場合は咀嚼時を避け，嚥下後の口腔内に食べ物がない状態で声かけを行うようにします．

---

*注意障害：集中困難，注意散漫による注意の持続や維持が困難な状態[2]

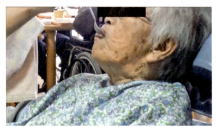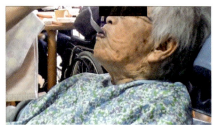

図2 誤った介助(上唇への擦り付け)

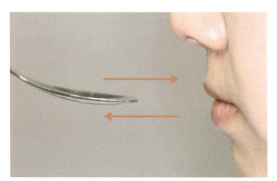

図3 スプーンでの介助方法
上唇に擦り付けず,まっすぐに引き抜く

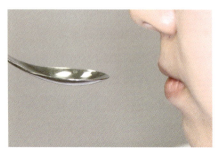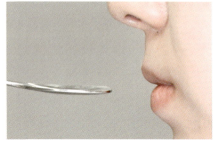

図4 ボウル部分の深さの比較
口唇閉鎖機能が低下している場合,ボウル部が浅いスプーン(右)に変更するとよい

　また,次の一口量を提供するタイミングも嚥下後に行うのが適切です.具体的には,喉頭挙上の確認,嚥下後に発声(「アー」など単純な音でよい)を促し,湿性嗄声がない状態で次の一口を提供するようにします.

❷ 脳血管疾患の既往がある場合
　脳血管疾患に伴う片麻痺が認められる場合は,麻痺側を確認して

誤嚥しにくい食事姿勢とすることが大切です．麻痺側は感覚機能・運動機能の低下により食べ物が停滞しやすく，食塊形成が不十分なままの食べ物が咽頭に流入することで，誤嚥や窒息のリスクが高まります．よって，健側を下にして麻痺側が上になるような姿勢とし，介助する場合は，健側からの介助を行います．

■ 文献

1) 才藤栄一，木村彰男，矢守　茂，ほか．嚥下障害のリハビリテーションにおけるvideofluorography の応用．リハ医．1986：23：121-124.
2) 厚生労働省社会・援護局障害保健福祉部，国立障害者リハビリテーションセンター，編．高次脳機能障害者支援の手引き(改訂第2版)．国立障害者リハビリテーションセンター．2008年．http://www.rehab.go.jp/brain_fukyu/data/

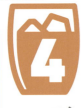

食行動に注目する

動画でチェック!
動画9, 10, 11, 12

POINT!
- 中核症状，BPSDによる摂食行動の問題点と対応法を知りましょう
- 認知症患者は食べ方に目を向け評価しましょう
- 食事に集中できる環境作りや食事内容の変更，適切な介助方法について知りましょう

1 食べ方の評価

　ミールラウンドが重要とされる理由の1つに"食べ方の評価"が挙げられます．嚥下造影検査（VF検査），嚥下内視鏡検査（VE検査）は，摂食嚥下機能の精密検査であり，患者の口腔咽頭機能を正確に評価することが可能です．一方でこうした検査は，遮蔽された空間，造影性を付与したテストフード，内視鏡の挿入に伴う違和感などの理由から，普段の食べ方を評価しているとはいえません．実際，VF検査やVE検査における摂食嚥下機能が良好であったとしても，普段の食べ方や介助方法に問題があった場合は，誤嚥性肺炎や窒息を引き起こしてしまうことがあります．食べ方を評価するためには，実際の食事場面の観察（つまり，ミールラウンド）が必要となります．本項では，食行動に注目し，その問題点と対応法について紹介します．

2 認知症に伴う食行動の問題

　食行動の問題はさまざまであり，食事を食べない・口を開けない（拒食，**動画9**），食べ過ぎる（過食），食べ物以外のものを食べる（異食，**動画10**），嗜好が変化する，食べ物で遊ぶ，むせる，飲み込まない，他人の食べ物を食べてしまう（盗食）などが報告されています[1]．特に認知症に伴う食行動の問題は，誤嚥，窒息および低栄養のリスク

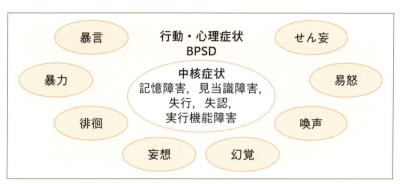

図1 認知症における中核症状とBPSDの関係

を高めます．また，これらの問題は，本人のみならず，毎日の食事介助を行う介助者への負担をより大きくします．

家族，介護者を悩ませる食行動の問題には，「周りをキョロキョロしていて食事をなかなか始められない」，「食事のペースが早い，詰め込みながらの食事をしている」（**動画11**），「食事介助を行うと怒ってスプーンを投げつける」，「食べ物に毒が入っていると訴えて食事を拒否する」といったものがあります．これらは，認知症における中核症状と行動・心理症状（behavioral and psychological symptoms of dementia：BPSD）が摂食行動に影響しています（**図1**）．現象には必ず原因があるように，上に挙げた食行動の問題点についてもそれなりの理由があることがわかってきています．

3 中核症状による摂食行動への影響

認知症に伴う中核症状が食行動に影響することがあります（**表1**）．中核症状には，記憶障害，見当識障害，失行，失認，実行機能障害があります．

見当識障害がある場合は，食堂に来ても自分がどこにいるのか理解できないため，食事を前にしても周囲をキョロキョロと見渡し，食事を開始することができません．このような場合は，介護者が声かけを行い，手を取り，食具を正しく持たせ食事を促し，食事を始めるきっかけを作ることが大切です．介護者が実際に食べているところを見せたり，手に取って食べることを介助したりすることは「行動提示」と

表1　中核症状による摂食行動への影響　　　　　　　　（文献3）より一部改変）

中核症状	食行動の問題点
記憶障害	・食事をしたことを忘れる
見当識障害	・どこにいるのかわからず，食事ができない ・キョロキョロ周りを見渡す ・異食
失行	・食具がうまく使えない，逆さに使う ・食事の手順がわからない
失認	・食べ物を認識できない ・異食
実行機能障害	・順序立てて食べることができない ・早食い，詰め込み

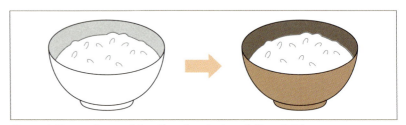

図2　食器を工夫する（食べ物の色が際立つ食器を選択）

いわれる方法で，それがきっかけで食事を開始できることがあります．

　失認により食べ物の存在が認識できない場合や失行により食具の使い方がわからない場合は，食事が中断して最後まで完食できないことがあります．対応として，視空間認知機能の低下した場合では複雑な模様の絵皿やテーブルクロスは食品と勘違いすることがあるために避けるようにします（**動画12**）．白い茶碗にごはんを盛るとぼんやりしてしまうため，食品を際立たせる食器を選択する場合もあります（**図2**）．テーブルに食事に必要な食具だけを置きます．また，テーブルの上が情報過多にならないようおにぎりやサンドイッチなどの手で食べることができる，より単純化したわかりやすい食事メニューでの提供を心がけます．

　実行機能障害では順序立てて食べることができないため，早食いや詰め込みといった先行期の障害が認められます．よって，小皿に少しずつ提供する方法やペースト食への変更，ペースコントロールのために食事介助を行う必要があります．

④ BPSDによる摂食行動への影響

認知症においてはBPSDによっても摂食行動は影響を受けます（**表2**）．暴言，暴力，易怒性により，「食事の介助を拒否する」といった症状が観察される場合があります．自分のペースで食事ができないことにストレスを感じている場合は，必要以上の介助は避け，食事状況を見守る対応をします．また，妄想，幻覚により「食べ物に毒が入っている」，「食べ物の上にヘビがいる」と思い込み，食事自体を拒否することがあります．このような場合，本人は実際に感じているため安易な否定や感情的な対応は混乱や興奮につながる可能性があります．興奮状態の場合は，落ち着かせて冷静になった状態で食事には問題ないことを一緒に確認し，安心させることが大切です．また，細かい飾り付けを虫と見間違えたり，焼きそばを見てテーブルにヘビがいると訴えることもありますので，食事のメニューにも留意します．その他，夜間せん妄によって昼夜逆転が起きている場合は，睡眠障害のため「食事をしながら寝てしまう」といった症状が観察されることがあります．

表2　BPSDによる摂食行動への影響

BPSD	食行動の問題点
徘徊	・食卓に座っていられない ・食事に集中できない ・エネルギー要求量の増大
暴力・暴言・易怒	・他人の手助けを受け入れない ・食卓に座ることや介助の拒否 ・介助者に食べ物を投げつけたり，殴りかかる
うつ病	・食思不振，拒食，それに伴う体重減少 ・食べる動作が遅く，長時間を要する
妄想	・例えば"食物に毒が入っている"と思い，食事を拒否する
幻覚	・幻覚のために食事に集中できない．例えば"食卓にハエがたくさん飛んでいる"

■ 文献

1）品川俊一郎．認知症の食行動．老精医誌．2009；20：744-749.
2）品川俊一郎．食行動の問題をどう考えて対応するか．モダンフィジシャン．2016；36：1109-1112.
3）須藤紀子，鳥羽研二．各病態別栄養管理・ケアの現状 3）認知症．Geriatr Med. 2007；45（3）：251-258.

咀嚼機能に注目する

動画でチェック！
動画13，14，15，16，17，18

POINT!
- 食事中の口の動きは，食事形態を決定する重要な観察ポイントです
- ミールラウンド時に外部評価をすることで，食事形態の適正化が可能になります
- 外部評価の所見をカンファレンスで共有することで，評価の質を均てん化できます

咀嚼機能における器質的要因と運動的要因

　咀嚼機能は咬合の有無，義歯の適合などの口腔内の器質的要因もさることながら，口唇，顎，舌の運動機能といった運動的要因に強く影響を受けます．利用者の咀嚼機能を評価する際には器質的な要因と運動的な要因の双方から咀嚼機能を評価する必要があります．ただし，認知症や高次脳機能障害を有する利用者において，義歯を作製することそのものが困難である場合は少なくありません．加えて，義歯の着脱自体が困難である場合も数多く見受けられます．そのため，ミールラウンドにおいて咀嚼機能を評価する際は，歯の有無や義歯の適合といった器質的要因よりも，運動的要因に注目することになります．

　本項では適切な食形態を決定するために欠かすことのできない，咀嚼機能の評価について述べていきます．

❶ 咀嚼機能と食形態

　食べ物を咀嚼する際に観察するポイントは，「食形態に合致した口の動きができているか否か」ということです．日本摂食嚥下リハビリテーション学会では『嚥下調整食分類2021』[1)]を公表し，摂食嚥下機能の低下した者に対して適切な食形態を提案しています．

　例えば，食べ物を舌で押しつぶすことができないが，送り込むこ

とができる者にはコード2-1，舌で押しつぶすことができる者にはコード3，歯肉でおしつぶすことができる者にはコード4が推奨されています（2章7「食形態に注目する」参照）．

❷ 咀嚼中の口の動き

　食べ物を食べる際，どのようなことが口腔内で起きているかを考えてみましょう．食べ物が軟らかくて咀嚼をする必要がない場合，口腔内で食べ物をまとめあげ，嚥下を行います．その際，顎は単純な上下運動を示し，食べ物をつぶすような動きや食べ物を歯の上に乗せる動きは認められません（図1，動画13）．

　次に，プリンのような物性の物を食べたときは，食べ物を舌の上に乗せ，舌と口蓋で押しつぶす動きが必要になります．その際，外部から顎の単純な上下運動と左右の口角が同時に引かれる動きがみられます（図2，動画14）．

　咀嚼が必要な食べ物の場合，食べ物は舌で臼歯部に運ばれます．

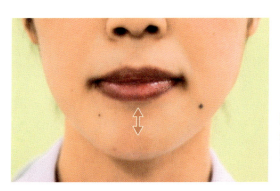

図1　単純上下運動の外部所見
顎は単純な上下運動で，下顎は舌の動きに連動した上下の動きをする

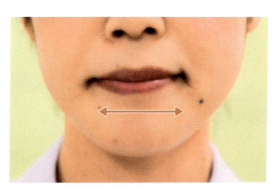

図2　押しつぶしの外部所見
顎は単純な上下運動（押しつぶし）で，左右の口角が同時に引かれる

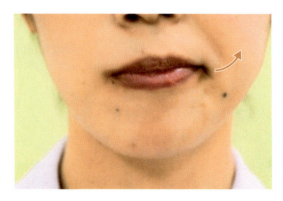

図3 咀嚼時の外部所見
下顎は咀嚼側（左側）に偏位，咀嚼側の口角が引かれる

その際，咀嚼側に偏位するような顎の開閉口運動が観察されます．その後，食べ物を頬と口唇，舌で臼歯部に保持し，上下の臼歯で食べ物をつぶしていきます．その際，咀嚼側の口角が引かれるような動きと咀嚼側に偏位する顎の開閉口運動が観察されます（図3，動画15）．

❸ 外部観察の重要性

　筆者らは咀嚼機能を外部観察により評価するために試験食（プロセスリード：大塚製薬工場）を用いて，患者の咀嚼運動と咽頭内に流入してくる食塊の性状について比較を行い，咀嚼運動と咽頭内に流入した食塊の性状との間に関連があることを報告しています（表1，図4，5）．筆者らはこの報告のなかで，咀嚼運動は口の動きを外部観察することで評価が可能であることを明らかにしています[2]．

表1 咀嚼運動評価の基準

運動の評価	評価内容の詳細
1．正常な咀嚼運動	下顎の咀嚼側への偏位があり，口角の咀嚼側への牽引も認められ，口唇は閉鎖したままである
2．弱い咀嚼運動	下顎の咀嚼側への偏位や口角の咀嚼側への牽引はいずれも弱いが認められる．または，下顎の側方への大きすぎる動きがみられる
3．単純上下運動が中心	下顎の上下運動が可能であるが，下顎の咀嚼側への偏位や口角の咀嚼側への牽引は認められない

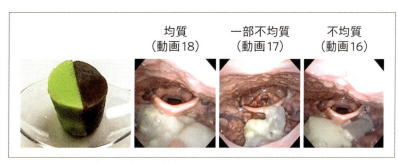

図4 咽頭流入時の試験食の性状

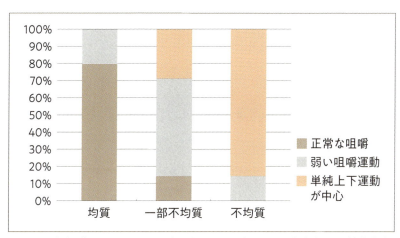

図5 外部観察による咀嚼運動評価と咽頭流入した試験食との性状評価の関係

対象者に試験食（プロセスリード）を食べてもらい，咀嚼運動を表1の基準に則って分類し，同時にVEで咽頭内に流入してくる試験食の性状を図4の基準に則って確認した．その結果，咀嚼運動評価の段階と咽頭流入した試験食の性状に間に関係があることがわかった．この結果より，外部観察からみられる顎の動きを評価することによってどれくらい食べ物を口のなかで粉砕できるかを推測することが可能であることがわかった

　適切な食形態の評価は口腔内で食べ物をどれだけ効率良くつぶすことができるかの評価です．患者が食事をする際は，咀嚼中の口の動きをよく観察することを心がけてください．

■ 文献

1) 日本摂食嚥下リハビリテーション学会医療検討委員会．日本摂食嚥下リハビリテーション学会嚥下調整食分類2021．日摂食嚥下リハ会誌．2021；25(2)：135-149．
2) 戸原　雄，菊谷　武，矢島悠里，ほか．市販咀嚼訓練食品を用いた咀嚼能力評価．日摂食嚥下リハ会誌．2017；21(1)3-10．
3) 菊谷　武．チェアサイドオーラルフレイルの診かた　第2版　保険対応！歯科医院で気づく，対応する口腔機能低下症．医歯薬出版，2018．

嚥下機能に注目する

POINT!
- 「むせ」の所見から推測される3つの原因について理解しましょう
- 「むせ」の所見の違いを多職種で把握することが，適正な対応につながります
- カンファレンスで所見を均てん化し，日々変化していく摂食機能にいち早く気付くことが大切です

① 嚥下機能と「むせ」

　嚥下機能の低下を疑ううえで最も重要な所見は，「むせる」という所見です．「むせる」という所見でも「いつむせているか」という観点をもつことで，利用者の嚥下機能の評価や対応が可能になります．また「むせる」以外にも注意すべき所見があります．本項では嚥下機能に着目し，その所見の取り方や対応について述べていきます．

❶ 水分でむせる

　嚥下機能が低下した人が最も飲みにくい食物は，水分です．高齢者は脳梗塞や認知症，神経筋疾患などの疾患によって，または向精神病薬の副作用によって咽頭の感覚が低下している場合が多くみられます．咽頭の感覚低下により，水分のような早く咽頭内に流入するものに嚥下反射がついて行かないことから誤嚥をきたしてしまいます（図1）．さらに認知症などの影響により，食べ物への注意が向けにくくなると，さらに水分でのむせが顕著になってきます．

　水分でむせることへの対応として最も簡便かつ有効な方法は，液体へのとろみの付与です．ただし，やみくもにとろみを付与すればいいというものではなく，適正な濃度のとろみを評価する必要があります（2章7「食形態に注目する」参照）．

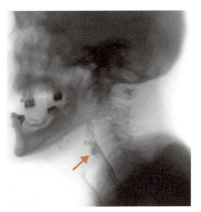
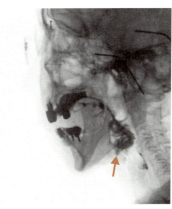

図1　水分嚥下時の嚥下前誤嚥
水分の流入の速度に嚥下反射がついて行かないために誤嚥がみられる

図2　食べ物の咽頭残留
食べ物を一回で嚥下しきれずに，咽頭内に残留をきたす

❷ 食べ物でむせる

　食べ物によるむせの原因として最も多くみられるものは，食べ物の咽頭残留による誤嚥です．その原因としては「詰め込み食べ」，「丸のみ」などの食事行動の問題や，咀嚼が不十分なままでの飲み込み，咽頭機能の低下が考えられます．これらにより咽頭内の食べ物を飲み込み切れずに残ってしまい，食後の誤嚥が生じてしまいます（図2）．

❸ いつもむせている

　安静時のむせの原因として，最も多くみられるものは唾液の誤嚥です（図3）．唾液誤嚥を起こしている人は咽頭内の感覚の低下が極めて高度であることが多いため，むせない誤嚥（不顕性誤嚥）をきたしている場合も多く認めます．咽頭内，喉頭内に唾液や食べ物，水分が貯留しているかどうかのサインは湿性嗄声が認められるかどうかで評価を行うことができます．

　唾液誤嚥そのものへの対応は困難を極めますが，口腔内細菌が誤嚥性肺炎の原因[1-4]であることは広く知られており，筆者らは唾液誤嚥が誤嚥性肺炎のリスクファクターであるという報告[5]を行っています．そのため，口腔ケアの徹底が唾液誤嚥をきたしている患者への基本的な対応となります．

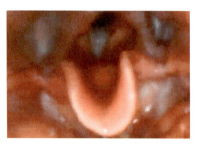
図3 唾液の不顕性誤嚥

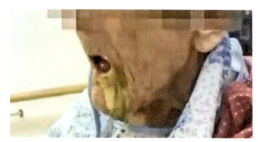
図4 食事時の食べこぼし

❹ 食べこぼし

　食事中に食べ物をこぼしてしまうといった所見も，「いつこぼしているか」という視点で見ることが大事です．捕食時の食べこぼしであれば，食べ物を口唇で捉えるタイミングや強さが問題となります．咀嚼時・嚥下時の食べこぼしであれば食べ物を口腔内で保持する口唇閉鎖機能の問題となります．また，咀嚼中にしゃべってしまうために食べこぼすのであれば，認知機能の問題を疑います（図4）．

❺ 食事に時間がかかる

　食事にかける時間として推奨されている時間は30〜40分程度です．食べこぼしてしまう，むせる，口にため込むなどの問題で食事時間が30分以上かかってしまうような場合は摂食嚥下機能の問題を疑います．食事時間の延長は食べ疲れや注意の低下，低栄養を招きます．ミールラウンドを行う際には対象者が食事にかける時間を，いつも食事介助をしているスタッフに聞いておくことが重要です．

■ 文献

1) Tempenning MS, Taylor GW, Lopatin DE, et al. Aspiration pneumonia : dental and oral risk factors in an older veteran population. J Am Geriatr Soc. 2001 ; 49 : 557-563.
2) Pace CC, McCillough GH. The association between oral microorganisms and aspiration pneumonia in the institutionalized elderly : review and recommendations. Dysphagia. 2010 ; 25 : 307-322.
3) Japanese Respiratory Society. Aspiration pneumonia. Respiratory. 2009 ; 14 : 59-84.
4) Sccannapieco FA. Role of bacteria in respiratory infection. J Periodontol. 1999 ; 70 : 793-802.
5) Takahashi N, Kikutani T, Tamura F, et al. Videoendoscopic assessment of swallowing function to predict the incidence of pneumonia of the elderly. J Oral Rehabil. 2012 ; 39 : 429-437

食形態に注目する

POINT!
- 「嚥下調整食分類2021」を理解し、活用しましょう
- 提供されている食形態が、「機能に合っているか」だけでなく、「適切に調理されているか」も検討事項です
- 管理栄養士や栄養士だけでなく、調理師・調理員にもミールラウンドに参加してもらい、実際の喫食状況をもとに検討するとよいでしょう

1 食形態への2つの視点

　ミールラウンド時、食形態に注目する際には2つの視点があります。1つは、「提供されている食事がその人にとって適切な食形態かどうか」、もう1つは、「提供されている食事が適切な食形態に調理されているかどうか」です。

2 適切な食形態か ──嚥下調整食分類2021を用いる

　従来、噛みやすくまた飲み込みやすくするためにさまざまな工夫を施してでき上がった食事（＝嚥下調整食）の基準となるものが明確に存在しなかったことで、施設ごとに食事の段階や名称が異なり、多施設間ならびに多職種間での食事に関する情報の共有が困難でした（もっとも、食事に関する情報提供はそれほど活発には行われていませんでしたが……）。そこで、日本摂食嚥下リハビリテーション学会が、「嚥下調整食分類2013」[1]を作成し、2021年に改訂しました（図1、「学会分類2021」とも呼ばれています）。

　その目的は、「国内の病院・施設・在宅医療および福祉関係者が共通して使用できること」とされ、嚥下調整食およびとろみについての段階分類が示されています。嚥下調整食分類2021は、嚥下調整食の

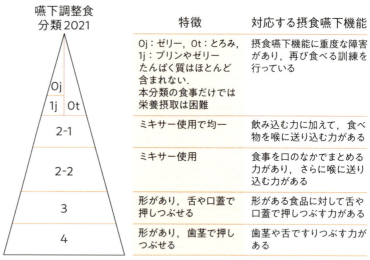

図1 嚥下調整食分類2021と摂食嚥下機能の対応イメージ

段階についての共通言語であり，食形態における辞書のようなものだといえます．

　この嚥下調整食分類が公表されて以降，介護保険の経口移行・経口維持加算の計画書や，病院の退院時の栄養サマリーなどの様式例については，食形態の種類やとろみの程度に関しては嚥下調整食分類の段階で記すようになっています．このことから，医療・介護の現場で食事に関わる者（つまり，ミールラウンドに関わる者）は，この分類について理解しておく必要があるといえるでしょう．

　嚥下調整食分類2021を理解するポイントとして，

- 食事の形態を5段階（コード0，1，2，3，4）で示しており，経口摂取するうえでの難易度に対応している（0が最も易しく，4は難易度が高い）．
- 嚥下能力に加え，咀嚼能力，口腔移送能力，食塊形成能力，食塊保持能力を考慮している．
- 各コードとも物性に幅がある（ただし0および1は幅がない，または狭い）．
- 液体のとろみの程度を，3段階（薄い，中間，濃い）で示している．

などが挙げられます．

　図1の「対応する摂食嚥下機能」の記載からもわかるとおり，「嚥下

表1　嚥下調整食に必要な配慮すべき点

	硬さ	離水	凝集性	付着性	均質	嚥下可能な食塊	たんぱく質なし
0j/0t	○	○	○	○	○	○	○
1j	○	○	○	○	○	○	
2-1	○	○	○	○	○		
2-2	○	○	○	○			
3	○	○	○	○			
4	○	△	△	△			

調整食」ではありますが，嚥下時のみに配慮したものではなく，嚥下に至るまでに必要な口腔機能を考慮しています．つまり，嚥下調整食とは，咀嚼や嚥下が困難になった場合に，口腔内での食べ物の処理を口腔外で代償することで咀嚼や嚥下にかかる負担を軽減しようとするものなのです．

　食事を嚥下調整食に調整する際，各コードにおいて硬さ，離水，凝集性，付着性，滑らかさ，などの配慮が必要となります（**表1**）．コードの数字が小さくなればなるほど，つまり摂食嚥下障害が重症であればあるほど，配慮すべき事項は増えていき，調理するうえでも特殊な方法や技術が求められます．

　例えば，「刻み食」，「極刻み食」と呼ばれる食形態がありますが，これらは嚥下調整食に当てはまるでしょうか．硬さやまとまりなどに配慮していない，単に常食（普通食）を切り刻んだものだとしたら，口腔内や咽頭内でばらついてしまい，嚥下調整食とは呼べません．すでに軟らかく調理したものを刻み，さらにまとまりを良くするためにとろみあんで和えたりすれば，正常な口腔機能により形成された食塊に近い状態になるので，嚥下調整食と呼べるでしょう．

　水分のとろみについても食事同様，嚥下調整食分類2021で基準が示されており，「薄い」，「中間」，「濃い」の3段階のとろみとなります（**表2**）．

　各コードの形態や必要な咀嚼能力などを記した解説集は，日本摂食嚥下リハビリテーション学会ウェブサイトからダウンロードできるの

表2　嚥下調整食分類2021（とろみ）[1]

	薄いとろみ	中間のとろみ	濃いとろみ
飲んだとき	・「drink」 ・とろみが付いていることがあまり気にならない場合も ・口に入れると口腔内に広がる ・ストローで容易に吸える	・「drink」 ・明らかにとろみを感じる ・口腔内にすぐには広がらない ・舌の上でまとめやすい ・ストローで吸うには抵抗がある	・「eat」 ・明らかなとろみ ・まとまりが良い ・送り込むのに力が必要 ・ストローで吸うことは困難
見たとき	・スプーンを傾けるとすっと流れ落ちる ・フォークの歯の間から素早く流れ落ちる ・カップを傾け，流れ出た後には，うっすらと跡が残る程度の付着	・スプーンを傾けるととろとろと流れる ・フォークの歯の間からゆっくりと流れ落ちる ・カップを傾け，流れ出た後には，全体にコーティングしたように付着	・スプーンを傾けても，流れにくい ・フォークの歯の間から流れ出ない ・カップを傾けても流れ出ない（ゆっくりと塊となって落ちる）

ここでいう水分とは，水やお茶だけでなく，味噌汁などの汁物，牛乳なども含まれます

で，ぜひ参考にしてください.

③ 食形態が適切かどうか

　例えばミールラウンド時に，コード4相当の食事を提供されている利用者が全粥を食べているときにむせ込んだ，噛むのに時間がかかる，などの変化があった場合は，提供されている食事がその人にとって適切な食形態かどうかを検討し，適切でないと判断される場合はコード3などに変更します.

　一方，提供されるべき食事がコード3に相当するものだとします. 図1や表1からわかるとおり，コード3は硬さ，離水，凝集性，付着性に配慮されているもので，舌と口蓋で食べ物を押しつぶす機能をもって摂取できる食形態ということになります. これら配慮すべき点不備があると，表3で記載したようなことが起こりえます.

　しかし，機能に合った食形態が適切な調理方法によって提供される

表3　嚥下調整食に必要な配慮すべき点の説明

	意味	配慮されていないと…
硬さ	コードごとに硬さの程度が異なる	咀嚼に時間がかかる，噛み切れない，丸のみした際に窒息の恐れがある
離水	固形物から水分が分離すること	分離した水分にはとろみがついていないので，むせやすくなる
凝集性	まとまりの良さ	口腔内や咽頭内で食べ物がばらつくので，その一部を誤嚥しやすくなる
付着性	べたつき	口腔内や咽頭内にはりつくので，送り込みや嚥下が困難になり，かつ残留しやすくなる
均質	どこを切り出しても同じ物性であること　粒がなく滑らかな状態	粒があることで口腔内や咽頭内に粒が残留したり，ざらついた食感のために不快に感じたりする
嚥下可能な食塊	スプーンでスライス状にすくって崩れない状態，丸のみすることを想定	口腔から咽頭へ送り込めない，咽頭内や食道入口部に残留する
たんぱく質なし	成分としてたんぱく質が含まれていない	誤嚥した際に炎症や感染が生じやすい

かどうかは，その人の食環境によるところが大きいのが実際です．したがって，ミールラウンドは，調理に携わる人と一緒に行うことが望ましいといえます．

■ 文献

1）日本摂食嚥下リハビリテーション学会医療検討委員会．日本摂食嚥下リハビリテーション学会嚥下調整食分類2021．日摂食嚥下リハ会誌．2021；25（2）：135-149．

2）藤谷順子，小城明子，編．臨床栄養別冊 JCNセレクト12 摂食嚥下障害の栄養食事指導マニュアル 嚥下調整食 学会分類2013に基づくコード別解説．医歯薬出版，2016．

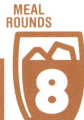

ミールラウンドを実施する際に活用できる嚥下機能評価法

POINT!
- 各スクリーニング法の特徴と限界を知りましょう
- 頸部聴診法はミールラウンド中に有効活用できます
- ミールラウンドで明らかになった問題点とスクリーニングの結果を合わせて，カンファレンスで対応を検討します

　嚥下機能の評価法はさまざまなものが知られていますが，大きく，1) スクリーニング検査，2) 精密検査，に分けられるでしょう (**表1**)．本項では，ミールラウンドの現場でも活用しやすいスクリーニング検査を紹介します．精密検査については4章1「摂食嚥下機能の高度な検査のタイミングと依頼の方法」をご参照ください．

1 質問紙法

　口腔機能低下症の診断項目でも知られている「EAT-10」(**図1**)[1]や「聖隷式嚥下質問紙」などが代表的なものです．いずれも，質問紙を

表1　摂食機能の主な検査

1) スクリーニング検査
 (1) 質問紙法
  EAT-10
  聖隷式嚥下質問紙
 (2) 実測法
  反復唾液嚥下テスト (RSST)
  改定水飲みテスト (MWST)
  フードテスト
  頸部聴診法
2) 精密検査
 (1) 嚥下造影検査 (VF)
 (2) 嚥下内視鏡検査 (VE)

EAT-10（イート・テン）
嚥下スクリーニングツール

Nestlé
Nutrition Institute

| 氏名: | 性別: | 年齢: | 日付: | 年 | 月 | 日 |

目的

EAT-10は、嚥下の機能を測るためのものです。
気になる症状や治療についてはかかりつけ医にご相談ください。

A. 指示

各質問で、あてはまる点数を四角の中に記入してください。
問い:以下の問題について、あなたはどの程度経験されていますか?

質問1:飲み込みの問題が原因で、体重が減少した
0=問題なし
1
2
3
4=ひどく問題

質問6:飲み込むことが苦痛だ
0=問題なし
1
2
3
4=ひどく問題

質問2:飲み込みの問題が外食に行くための障害になっている
0=問題なし
1
2
3
4=ひどく問題

質問7:食べる喜びが飲み込みによって影響を受けている
0=問題なし
1
2
3
4=ひどく問題

質問3:液体を飲み込む時に、余分な努力が必要だ
0=問題なし
1
2
3
4=ひどく問題

質問8:飲み込む時に食べ物がのどに引っかかる
0=問題なし
1
2
3
4=ひどく問題

質問4:固形物を飲み込む時に、余分な努力が必要だ
0=問題なし
1
2
3
4=ひどく問題

質問9:食べる時に咳が出る
0=問題なし
1
2
3
4=ひどく問題

質問5:錠剤を飲み込む時に、余分な努力が必要だ
0=問題なし
1
2
3
4=ひどく問題

質問10:飲み込むことはストレスが多い
0=問題なし
1
2
3
4=ひどく問題

B. 採点

上記の点数を足して、合計点数を四角の中に記入してください。　　　　合計点数（最大40点）

C. 次にすべきこと

EAT-10の合計点数が3点以上の場合、嚥下の効率や安全性について専門医に相談することをお勧めします。

図1　EAT-10

用いて自記式で返答してもらう方法です．すなわち，本人がその質問
項目を理解して自分で記述することが求められます．そのため，文書
の理解や書字が困難な人が多い現場では，実際には役に立ちません．
しかし，それぞれの質問項目はいずれも嚥下障害と深く関連している
ので，ミールラウンドの際にそれらの項目を意識して観察すること
や，日常の担当者や介助者に聞き取るポイントとして有用でしょう．

2 実測法

❶ 反復唾液嚥下テスト（RSST）[2]

　嚥下に関わるスクリーニングテストで最も有名なもので，介護予防
や特定健診のスクリーニングにも利用されます（表2）．しかし，唾液
をなるべく早く嚥下することを指示して得られるデータをもとにして
いるスクリーニングテストですので，そうした指示が入りづらい対象
者には不適です．仮に，特別養護老人ホームで実施したら，約8割の
人が「0回」となり，その人たちは誤嚥リスクが強く疑われる，という
ような結果になります．

　はたして，この結果が正しく嚥下機能を評価しているといえるで
しょうか？　単に指示理解が困難で，空嚥下をしてくれなかっただけ
かもしれません．RSSTは，なかなか実施しにくい検査といえます．

❷ 改訂水飲みテスト（MWST）[2]，フードテスト（FT）[2]

　プリンや粥，水などの食品を利用して，嚥下させ，さらに反復嚥下
を指示することで評価するスクリーニング法です．これらの検査も，
理解不足により反復嚥下が実施されないと，正しいスコアとならずに
評価できません（表3，4）．

　ただし，本検査のエッセンスはミールラウンドの場面において利用
できるものです．つまり，フードテストでは嚥下後の口腔内残留をみ
ますが，それは食事観察中に口を開けてもらって観察することで可能
です．舌の上や口腔前庭部に食渣が残留していれば，舌や頬，口唇の
機能低下を疑うことができます．お茶を飲んでいるときにむせたり，
湿性嗄声が出現する人がいれば誤嚥を疑います．

表2　反復唾液嚥下テスト（RSST）の評価基準[2]

評価法	基準
30秒間，空嚥下させる	3回未満で陽性

表3　改訂水飲みテスト（MWST）の評価基準[2]

評価法	評価基準	評点
冷水3mLを口腔底に注いで嚥下させる．嚥下後，反復嚥下を2回行わせる．評価が4点以上なら最大2回繰り返し，最も悪い場合を評点とする	1) 嚥下なし，むせる and/or 呼吸切迫	1
	2) 嚥下あり，呼吸切迫（不顕性誤嚥の疑い）	2
	3) 嚥下あり，呼吸良好，むせる and/or 湿性嗄声	3
	4) 嚥下あり，呼吸良好，むせない	4
	5) 上記4) に加え，反復嚥下が30秒以内に2回可能	5

表4　フードテスト（FT）の評価基準[2]

評価法	評価基準	評点
ティースプーン1杯（4g）のプリンなどのテストフードを舌背前部に置き嚥下させ，食塊形成と送り込みを評価する	1) 嚥下なし，むせる and/or 呼吸切迫	1
	2) 嚥下あり，呼吸切迫（不顕性誤嚥の疑い）	2
	3) 嚥下あり，呼吸良好，むせる and/or 湿性嗄声，口腔内残留中等度	3
	4) 嚥下あり，呼吸良好，むせない，口腔内残留ほぼなし	4
	5) 上記4) に加え，反復嚥下が30秒以内に2回可能	5

　これらの検査を手順どおり実施することにこだわるあまりに，「検査のための検査」にならないようにしないといけません．「普段，水分摂取はとろみを付けていて水飲みテストは危険だから，嚥下障害があるかどうかはわからない」といった発言が現場から出ることもあり，笑い話にもならないことがあります．

❸ 頸部聴診法

　頸部に聴診器を当てて，嚥下音と嚥下前後の呼吸音を聴取する方法です（**図1**）．異常があると反復する嚥下音や泡立つような音が聴取さ

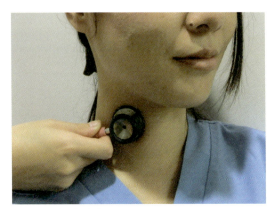
図1 頸部聴診法

れます．また，呼吸音では，ガラガラした嗽音や湿ったような湿性音が聴取されます．

　頸部聴診法は，ミールラウンドを実施する際に大変役に立ちます．食事を待っている利用者の横に行って，「ちょっと，喉の音を聞かせてね」と言いながら，呼吸音を聴取します．この時点ですでにガラガラ音が聞こえる場合は，嚥下できなかった唾液の残留が疑われます（動画19）．その後，唾を飲むように指示したり，咳嗽させて唾液を吐き出すように指示して，きれいな呼吸音になるかどうかを確かめるのも肝要です．きれいな音になれば，ある程度は気道防御力が備わっているといえます．

　また，お茶を飲む際や食事中に，同様に声をかけて聴診することも有用です．食事観察のみではわからなかった小さなむせや泡立ち音などを聞き取ることができます．また，食後や食中に湿性音や嗽音が出現すると，食べ物の誤嚥が疑われます．

■ 文献
1) 若林秀隆, 栢下 淳. 摂食嚥下障害スクリーニング質問指票EAT-10の日本語版作成と信頼性・妥当性の検証. 静脈経腸栄養, 2014；29(3)：871-876.
2) 日本摂食嚥下リハビリテーション学会　医療検討委員会. 摂食嚥下障害の判定評価【簡易版】2015, 2015.

3章

ミールラウンドの現場でやること

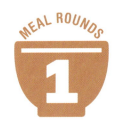

MEAL ROUNDS 1

口腔：歯科医療につなぐ
──要介護高齢者における歯の意味

POINT!
- ミールラウンドとカンファレンスを通じてみえてきたさまざまな問題について，歯科医療で対応していきます
- ミールラウンドは普段の義歯の使い勝手や口腔内の問題を聞き取るチャンスでもあります
- 今ある口腔内の問題を明示し，カンファレンスで共有します

1 患者のステージによって，歯の存在は相対的にその効力を失う

　健康な高齢者を中心とした外来の患者においては，健康増進やフレイル予防において，歯の存在や咬合支持が大きく寄与します．そのため，歯周病やう蝕といった歯科疾患の予防や，不幸にして歯を失った場合においても，義歯やインプラント義歯の存在が，咬合支持を維持・回復させる一助となってきました．そして，歯や咬合の存在は必要な栄養の摂取を支え，食べる楽しみの源(みなもと)にもなってきました．歯と栄養摂取，そして食べる楽しみとの関係性を支持する報告は数多く存在します．

　一方，口腔の運動機能に低下がみられる状態，すなわち身体機能も低下して通院が困難になろうとしている時期や通院が困難になって訪問歯科診療で対応しなければならない時期においては，歯や咬合支持の存在はその効力が低下してきます．私たちは，在宅療養中の要介護高齢者の追跡調査における死亡や入院といった予後不良と関連する要因について，日常生活機能が維持された群と失われた群でそれぞれ検討しました[1]．

　日常生活機能が保たれた群においては，咬合支持の維持が良好な予後との関連を示しました．しかし，日常生活動作能力を失っている

者，すなわち運動機能や認知機能が重度に障害された者においては，咬合支持は良好な予後に関与していませんでした[1].

2 重度要介護期における歯の存在のリスク

訪問歯科診療の現場を多く経験すると，人生の最終段階を迎えた高齢者にとっては，歯の存在が与える影響はさらに違った様相を呈することを目にするようになります．意識レベルの保たれていない患者にしばしばみられるのは，咬合支持を失った歯やインプラントが対顎の歯槽を損傷している例です．

また，口腔衛生が不良な状態が続くことによって，インプラントに比較して天然歯は齲蝕や歯周病に侵されやすくなります．そこで，早期に著しい動揺や傾斜，歯冠の崩壊をきたします．これにより咬合支持は失われ，口腔内には頑強に残存したインプラント体のみ存在することになります．訪問歯科診療下において，インプラント体の削合や撤去は容易ではなく，対応に苦慮することとなります．

歯や補綴装置の自然脱落も大きな問題となります．口腔内に脱落した歯や補綴装置がそのまま誤嚥・誤飲される例が増加しています．歯や補綴装置が消化管異物の上位を占めるとして報告されている実態が，それを裏づけています．

さらに，このステージにおける歯の存在が誤嚥性肺炎のリスクとなる可能性も出てきています．私たちは，特別養護老人ホームに入居する618名の高齢者の唾液中の細菌数を測定することで，口腔内環境に与える因子について検討しました．その結果，歯が多く存在することが唾液中の細菌数を増加させることを明らかにしました[2].また，Shimazaki[3]らは，271名の要介護高齢者の追跡調査から，20歯以上歯を有する高齢者は9歯以下の者に比較して，有意に発熱日数が多い事実を明らかにしました．すなわち，口腔衛生状態の維持が困難となったステージにおいては，歯の存在がむしろリスクとなる可能性も示されています．

このように，患者のステージに応じて，歯の存在は相対的にその効力を失うことがあります．ミールラウンドでは，まず口腔内のリスク

を評価し，そのリスクを「見える化」して，対応の必要性，緊急性を検討する必要があります．リスク評価の方法については，次項をご覧ください．

■ 文献

1) Suzuki R, Kikutani T, Yoshida M, et al. Prognosis-related factors concerning oral and general conditions for homebound older adults in Japan. Geriatr Gerontol Int. 2015；15(8)：1001-1006.
2) Tohara T, Kikutani T, Tamura F, et al. Multicentered epidemiological study of factors associated with total bacterial count in the saliva of older people requiring nursing care. Geriatr Gerontol Int. 2017；17(2)：219-225.
3) Shimazaki Y, Tomioka M, Saito T, et al. Influence of oral health on febrile status in long-term hospitalized elderly patients. Arch Gerontol Geriatr. 2009；48(3)：411-414.

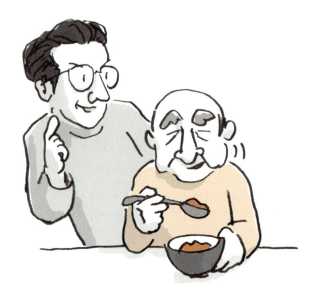

口腔：口腔内に存在する リスクの捉え方

POINT!
- 歯や義歯の存在が"リスク"になるステージがあります
- ミールラウンドでは口腔の運動機能を捉え，義歯の要不要の検討を行います
- カンファレンスではリスクを「見える化」し，対応の緊急性を検討します

1　ミールラウンドにおける歯科治療の必要性

　歯科口腔保健の推進により，歯を多く残す高齢者が増加しました．ミールラウンドの対象者となる高齢者であっても，例外ではありません．一方で，自立を損なった高齢者にとっては，自身による口腔衛生管理が困難となり，う蝕や歯周病に侵されるばかりでなく，唾液中の細菌数の増加と発熱との関連も指摘されています．また，歯や義歯が脱落・脱離して誤飲・誤嚥するケースが増加し，実際に，消化管や気管内の異物として義歯や歯の占める割合が大きいことが報告されています．

　ミールラウンドを実施する過程で，まず歯科医療者として口腔内の整備が求められています．あるときは機能改善を目的とした義歯作製であり，あるときは疼痛管理などを目的としたう蝕や歯周病に対する治療です．一方で，上記のように口腔の問題がほかの障害の原因になることが予想されるケースもあり，状況に応じた適切な介入が求められています．私たちは，「患者の口腔内に存在する歯や補綴装置，さらには口腔内環境全体を，口腔そのものまたは全身に損傷や傷害を与えると予想される状況」をリスクと捉え，そのリスクに応じた歯科医療の介入の必要性を明示する手段を考案しました．

65

2 Dental R-mapの活用

　図1は，人が死にゆく自然経過を表しています．終末期に向かう機能低下のなかで，口腔内環境の悪化および歯科治療の困難性は，直線的にではなく加速度的に増加することが予測されます．そのため，人生の最終段階を迎えようとしている人たちについて，歯の存在や補綴装置の存在が"口腔および身体に傷害を与えうるリスク"となる可能性を明示し，それに対する介入の必要性を明らかにすることが必要です．そこで，私たちは，経済産業の分野で広く用いられるリスクマネジメント国際規格 ISO31000の手法に基づく観点を応用し，リスクマネジメントプロセスを「見える化」する手法であるR-map法を参考にDental R-mapを作成し，臨床に応用しています（図2）．

　本マップでは，横軸を「危害の程度」，縦軸を「発生頻度」としてマトリクス化しています．危害の程度は「無視または軽微な」，「中程度」，「重大または破局的」の3段階としています．さらに，縦軸の発生頻度は「低い」，「中程度」，「高い」の3段階としました．これらをもとに，リスク容認レベルを「A：考慮不要なリスク」，「B：対応を考慮すべきリスク」，「C：必ず対応すべきリスク」に設定しました．こ

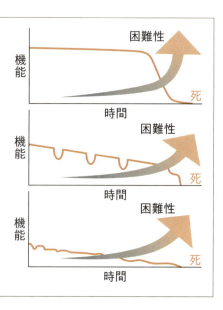

図1　人が死にゆく自然経過のなかで歯科医療の困難性は増す
終末期に向かう機能低下のなかで，口腔内環境の悪化および歯科治療の困難性は，直線的にではなく，加速度的に増加することが予測される

図2　口腔内のリスクの見える化し，歯科医療の介入の必要性を明示するDental R-map[2,3]

れにより，予想される危害の重大さレベルと発生頻度から，歯科介入の必要性・緊急性の「見える化」を試みたのです．

　発生頻度の検討には，対象者が置かれている環境も考慮する必要があります．口腔ケアの行き届いた施設であれば，その傷害の起こるレベルは低く見積もることができるでしょう．一方で，期待できない施設においては，その頻度を高めに設定せざるをえません．

　また，生命予後の要素も加える必要があります．対象者の余命が半年なのか，数年の生存は期待できるのかといった要素です．予後が短期であれば，その時間内に発生する可能性は低く見積もることができますが，年単位となれば，その発生頻度は高まります．

3 発生頻度に対して考慮すべき要因

●生命予後：発症頻度は生命予後を考慮して見積もります．がん患者の終末期では数か月単位，数週間単位の予後期間とされている場合には，その期間に起こりうる頻度を見積もります．

- 生活環境（介護環境）：自立を損なった高齢者にとっては，歯の状態の変化は生活環境に負うところが大きくなります．日々の口腔ケアが精度高く実施されるのであれば，危惧される状態の発症頻度は低下しますが，期待できない場合には発症頻度は高頻度寄りに見積もらなければならなりません．
- 基礎疾患の病態変化：基礎疾患の病態の変化を考慮します．危害の発症に大きな影響を及ぼす，予想される歯科受療能力の変化や認知機能の変化，自浄作用や咀嚼運動に影響を与える口腔の運動機能の変化など，今後どのように，どれくらいの期間で変化するかを考慮します．

4 Dental R-map活用の実際

　事例をもとに考えてみましょう．図3は摂食支援を目的に訪問した特別養護老人ホームに入居する利用者の口腔内の写真です．ひと目見て，今にも補綴装置が脱離しそうな状態です．患者のADLの低下は著しく，重度の認知症であり，摂食時に咀嚼運動は認められません．

　もし，この補綴装置が口腔内で脱離し，誤飲または誤嚥された場合には，患者の生命の危険さえ伴うことが予想されます．そこで，Dental R-mapの横軸に示す「危害の程度」は「重大または破局的」と判断されました．さらに，肺炎を繰り返しているものの生命予後が短期であるとは考えにくいため，年単位の生命予後と予想し，その期間の「発生頻度」は，「高い」と判断されました．そこで総合判断は，

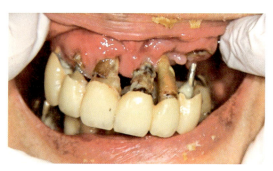

図3　脱離寸前の補綴装置

「C：必ず対応すべきリスク」となり，早急な処置が求められることになります．

このようにしてリスクが明示され，その介入の必要性が明らかになったことで，どのような処置をすればそのリスクの回避が可能か検討することになります．本症例の脱離リスクを回避する最も有効な処置は，抜歯でしょう．そこで，抜歯の適応を検討することになります．患者の全身状況や開口保持などの受療能力などを考慮し，抜歯の可否が検討されます．一方で，残根とすれば口腔内に感染源を残すことになりますが，歯頸部から切断する処置も脱離のリスクを回避する方法として検討されます．この処置を行うと残根部が感染源として残存するため新たなリスクの源になる可能性があり，新たに本マップを用いてリスク評価が必要となります．

5 リスク見える化の意味

歯科医療従事者として，ミールラウンドの際に口腔内の診査を実施することは必須であるといえます．その診査の結果をもって，歯科医療による介入の必要性を検討する必要があります．今後，傷害の源となる可能性がある状態があると予想された場合には，それを明示し，介入の必要性を早急に検討する必要があります．十分な検討のないままの「経過観察」は，歯科医療従事者として責任の放棄につながるといえます．本マップの利用によりリスクの見える化が可能で，必要な歯科医療介入の検討に有用であると考えます．

■ 文献

1) Lynn J. Perspectives on care at the close of life. Serving patients who may die soon and their families : the role of hospice and other services. JAMA. 2001 Feb 21 : 285 (7) : 925-932.
2) Tanaka K, Kikutani T, Tohara T, et al. Two case reports using a proposed oral risk assessment tool for older people near the end of life. Clin Exp Dent Res. 2022 ; 8 (2) : 600-609.
3) 菊谷　武. 機能改善が見込めない高齢患者のケーススタディ. 老年歯学. 2024 ; 38 (4) : 117-122.

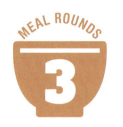

MEAL ROUNDS 3

動画でチェック!
動画20, 21, 22

口腔：運動障害性咀嚼障害の見方

POINT!
- 運動障害性咀嚼障害について理解しましょう
- 運動障害性咀嚼障害の評価方法を実践してみましょう
- 適切な評価を行い，機能に応じた食形態の選定を行います

1 器質性咀嚼障害から運動障害性咀嚼障害へ

　咀嚼障害は大きく2つに分けることできます．歯の喪失に伴う「器質性咀嚼障害」と，咀嚼器官の運動機能の低下による「運動障害性咀嚼障害」です．歯科は長らく器質性咀嚼障害に注目し，いかに歯を守り，咬合を維持するかを重要視してきました．その結果として，2016年の歯科疾患実態調査における8020達成者は51.2％にまで達しました．8020運動は国民に広く浸透し，歯科は国民の歯を守ることに貢献してきたといえます．

　一方で，歯があるにもかかわらず，"噛めない"と訴える人もいます．神経や筋肉の機能低下を伴う脳血管疾患の後遺症や，パーキンソン病，筋萎縮性側索硬化症（ALS）などの神経筋疾患では，運動障害性咀嚼障害が起こる可能性があります．このような疾患に対して，従来の咬合支持の改善を目的とした治療に多くを費やすようでは，運動機能低下に伴う咀嚼障害の問題に対して十分に応えることはできません．

2 運動障害性咀嚼障害の評価

では，運動障害性咀嚼障害の評価は何を見ればよいでしょうか？

❶ テストフードを用いた評価

咀嚼を要する固形物を食べる際には，捕食後にステージⅠ移送（Stage I transport）と呼ばれる動きにより[1]，食品は舌で臼歯部に移送され各咀嚼器官による協調運動により咀嚼されます．一方，液状物やペースト状の食品では，捕食後，直ちに嚥下されるため咀嚼を評価することはできません．そこで，咀嚼の評価においては，ある程度の硬さをもつ食品を噛ませて，臼歯部への移送の有無を観察する必要があります．

使用するテストフードは，噛んだ拍子に間違って誤嚥しないために簡単に咬断されない硬さと，検査者が保持できる長さをもった食品を選定する必要があります．具体的には，さきいかやビーフジャーキーなどを用いて評価します．咀嚼機能が良好である場合，舌を使って瞬時にテストフードを咀嚼側に移送する動きが観察され，その後にリズミカルな咀嚼運動が始まります（図1，動画20）．一方で，運動障害性咀嚼障害があると，テストフードをスムーズに咀嚼側に誘導することはできません．あるいは，テストフードが誘導されずにいつまでも前歯部に停滞したままになります（動画21）．

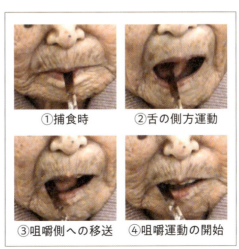

図1 さきいかを用いた咀嚼機能の評価

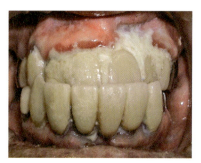
図2 口腔前庭部の食物残渣

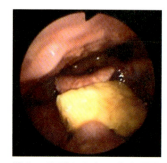
図3 咀嚼されないまま咽頭流入した玉子焼

❷ 観察される所見

　運動障害性咀嚼障害では，固形物を効率良く咀嚼することや食塊形成が難しくなります．よって，ミールラウンドではいつまでも噛んでいてなかなか飲み込まないことや食事時間の延長として観察されます．また，嚥下後の口腔内所見として，口腔前庭部，舌，口蓋への食物残渣が広範囲に認められます（**図2**）．VEを用いた摂食嚥下評価では，十分に咀嚼されないテストフードがそのままの状態で咽頭に流入する所見が認められることが多く，窒息のリスクが非常に高いといえます（**図3**）．

　このように，運動障害性咀嚼障害の評価は，摂取している食形態に対して各咀嚼器官が適切な運動をしているかを判断しています．それはすなわち，機能に適した食形態の選定を行っているといえます．また，どんなに適切な咀嚼運動をしていたとしても，食べているものが咀嚼を必要としない形態の場合には注意が必要となります（**動画22**）食形態の選定は，安全な経口摂取や栄養状態を維持していくうえで重要であるため，退院後や入居時の食形態評価としてカンファレンスでよく取り上げられます．よって，運動障害性咀嚼障害の評価は，ミールラウンドにおける多職種協働の食支援に関わる歯科医療従事者において必要なスキルであると考えます．

■ 文献

1) Hiiemae KM, Palmer JB. Food transport and bolus formation during complete feeding sequences on foods of different initial consistency. Dysphagia. 1999 ; 14 : 31-42.

MEAL ROUNDS 4

口腔：原始反射の見方

動画でチェック!
動画23, 24, 25

POINT!
- 口腔にみられる原始反射について理解しましょう
- 咀嚼を必要とする食べ物が提供されている場合，食形態の再検討が必要です
- 食形態を変更した場合は，体重や摂取量のモニタリングをします

1 動きの評価

　ある食事場面において，食事介助をしているケアスタッフが「今日は，いつもよりよく噛んでいますね」と利用者に声かけをしていました．このとき，その食事状況を観察すると，その人は反射を中心とした下顎の単純上下運動（2章5「咀嚼機能に注目する」参照）で普通食を摂取していました．この単純上下運動は原始反射による動きであり，通常の咀嚼運動とは異なるため，正しい評価が必要となります．咀嚼運動の評価は，歯科医療従事者の得意とするところですが，反射による動きを理解することで，適切な咀嚼運動の評価や食形態の選定に役立ちます．

2 原始反射とは

　代表的な原始反射として，乳児期に認められる「吸啜反射」，「探索反射」があります．これらの反射は，本人の意思とは関係なく起こり，乳児が母乳やミルクを摂取するために必要な能力といえます．原始反射は，第一次中枢である脳幹で司られています．また，脳幹は原始反射に加えて，嚥下反射，呼吸反射を司っており，生命維持活動の中枢を担っています．原始反射は成長とともに消失していきますが，実は，第二次中枢となる大脳の発達により第一次中枢がコントロールさ

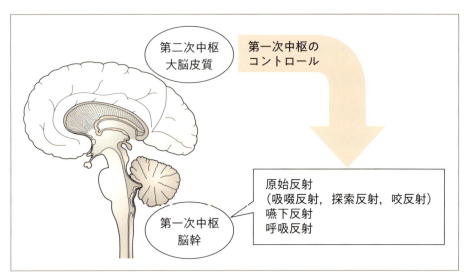

図1　脳幹と大脳皮質の役割

れることで反射が抑え込まれた状態になっていると考えられています（図1）．私たちはこのような過程を経て哺乳反射から随意的な運動による栄養摂取を行えるようになっていきます．

3 原始反射の再出現

　脳血管疾患や認知症により大脳に障害を受けることで，抑え込まれていた原始反射が解放され，随意的な運動が困難になってしまうことがあります．これが，原始反射の再出現となります（図2）．

　口腔にみられる原始反射には，「口尖らし反射」（動画23），「咬反射」（動画24），「吸啜反射」（動画25）があります．口尖らし反射は上唇の中央を指先で軽くたたくと，唇が突出し，口をすぼめるような動きがみられます．咬反射は下顎臼歯部または臼歯部相当の顎堤を指で下方に押すと咬むような下顎の上下運動がみられます．吸啜反射は指を口腔内に入れると，上下の口唇や硬口蓋，舌，下顎でしっかり捉え，舌は前後に動く吸啜様の運動がみられます（図3）．

　これらの反射は，刺激に対する反射が中心であるため，食形態に適した随意運動を行うことが困難となります．

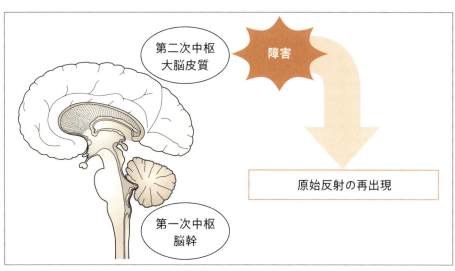

図2 原始反射再出現の機序

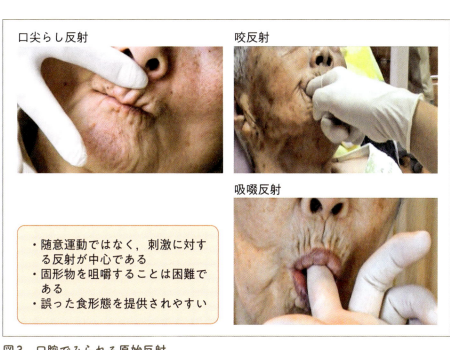

図3 口腔でみられる原始反射

❹ 原始反射への対応法

　咬反射が認められる場合，ゼリーやペースト状の形態でも固形物でも単純上下運動により処理します．よって，いつまでも噛んでいるた

め食事時間が延長します．さらに，食塊形成されないままの食べ物が咽頭に流入した場合は，誤嚥や窒息のリスクが高まります．また，一見すると噛んでいるように見えるため，誤った食形態が提供されることがあります．よって，咀嚼を必要とする食形態が提供されている場合，ペースト状の形態に変更する必要があります．

吸啜反射においても固形物の摂取はリスクとなりますが，ペースト食や液状物を吸うことや嚥下することは可能です．よって，吸啜様の動きをうまく利用して食事を摂らせるような対応となります．

口尖らし反射については，口すぼめの動きによって介助時や口腔ケア時になかなか開口してくれないことや，義歯の着脱が困難となるために「食事拒否をしている」，「口腔清掃を拒否する」，「義歯を拒否する」といった誤解を生むことがあります．家族やケア担当者に，拒否ではなく刺激に対する反射であることを説明する必要があります．また，口尖らし反射により開口困難な場合は，K-point刺激[1]*の利用により，口腔清掃や義歯の着脱が容易となるケースがあります．

Hoboらにより，口腔周囲に認められる原始反射は，食事摂食時や食事介助時に観察され，体重減少や低栄養に影響することが報告されています[2]．よって，原始反射が再出現した場合，食形態の変更に加えて，低栄養への対策が必要となります．体重や摂取量のモニタリングを行い，必要摂取量の確保に留意します．また，摂取量が低下した場合は高エネルギーの補助食品を利用し，原始反射の動きに合わせた形態を選定するなどの食支援を行います．

---

*K-point：K-pointは臼後三角後縁のやや後方に位置する．頬の内側を歯列に沿って指を進め，臼歯の後方から口腔内に指を挿入すると指先がK-pointに当たり，開口が促される[3]．

■ 文献 ∙∙∙

1) Kojima C, Fujishima I, Ohkuma R, et al. Jaw opening and swallow triggering method for bilateral-brain-damaged patients：K-point stimulation. Dysphagia. 2002；17：273-277.
2) Hobo K, Kawase J, Tamura F, et al. Effects of the reappearance of primitive reflexes on eating function and prognosis. Geriatr Gerontol Int. 2014；14(1)：190-197.
3) 日本摂食嚥下リハビリテーション学会医療検討委員会．訓練法のまとめ（2014年版）．日摂食嚥下リハ会誌．2014；18(1)：55-89.

全身：栄養状態のチェック

POINT!

- 低栄養のリスク評価項目や評価方法を理解しましょう
- 低栄養の原因を把握し，歯科的にどのようなアプローチをすれば改善できるか検討します
- 低栄養の予防や改善には医科的なアプローチが求められたり，内科的な留意点があったりするため，診療情報を提供してもらったり，医科的な処置の提案（経腸栄養剤の処方など）をして，連携を強化することが重要です

1 ミールラウンドを通じた歯科による栄養支援の効果

　高齢者施設の利用者に対し，施設職員と連携して摂食嚥下機能評価と食環境などの整備に基づいた栄養支援を行うことは，利用者の栄養状態の維持や改善に効果的という報告があります[1]．この施設職員のなかには，管理栄養士が含まれています．

　施設の管理栄養士は，利用者の栄養状態を個別に評価し，多職種と協働して栄養ケア計画を立案し，その計画に基づいて利用者の栄養状態をモニタリングして，栄養状態の維持・改善を図っています．栄養状態の評価には，体重や血清アルブミン値などの項目の他に摂食嚥下機能が含まれており，栄養ケア計画にも摂食嚥下機能に適した食形態や食事方法について盛り込む場合があります．そのため管理栄養士は，摂食嚥下機能の専門的な評価に基づいた食事内容や食事方法の提案を求めています．

2 栄養マネジメント強化加算の様式例からみる栄養状態

　栄養マネジメント強化加算とは，前述したような管理栄養士による施設入所者の栄養管理に対し，11単位/日が加算されるものです（算

表1　低栄養状態のリスク判断[4]

リスク分類	低リスク	中リスク	高リスク
BMI	18.5〜29.9	18.5未満	
体重減少率	変化なし （減少3％未満）	1カ月に3〜5％未満 3カ月に3〜7.5％未満 6カ月に3〜10％未満	1カ月に5％以上 3カ月に7.5％以上 6カ月に10％以上
血清アルブミン値	3.6g/dL以上	3.0〜3.5g/dL	3.0g/dL未満
食事摂取量	75〜100％	75％未満	
栄養補給法		経腸栄養法 静脈栄養法	
褥瘡			褥瘡

定要件あり）．その様式例[2]は，入所者の栄養状態や食事に関する情報を施設の管理栄養士やその他職員と共有するツールとなりますので，参照してください（85ページ以降参照）．以下の①〜⑧は，様式例をもとに解説していきます．

❶ 低栄養状態のリスク[3]

　低栄養状態とは，たんぱく質およびエネルギーの欠乏状態を指し，急激な体重の減少はみられないがたんぱく質が欠乏し血清アルブミン値が低下した状態（クワシオコル型）や，筋肉や体脂肪の減少がみられ体重が減少した状態（マラスムス型），その両方がみられる状態（クワシオコル・マラスムス型）があります．表1のように，低栄養のリスク分類では，すべての項目が低リスクに該当する場合には「低リスク」と判断し，高リスクに1つでも該当する項目があれば「高リスク」と判断します．それ以外の場合は「中リスク」と判断します．

❷ 体格指数 (kg/m²) (Body Mass Index : BMI)[3,4]

　「体重kg÷（身長m×身長m）」で求められ，18.5〜25未満を標準とし，25以上は「肥満」，18.5未満を「やせ」としています．ただし，BMIの適正範囲は年齢ごとに異なり，総死亡率が低いBMIの範囲は，70歳以上の場合は成人期と比較して高いことがわかります（表2）．成人期では生活習慣病予防のためメタボや肥満対策としての体

表2 観察疫学研究において報告された総死亡率が最も低かったBMIの範囲（18歳以上・男女共通）[3]

年齢	BMI (kg/m²)
18～49	18.5～24.9
50～69	20.0～24.9
70以上	22.5～27.4

重減が求められますが，高齢期ではその概念からシフトチェンジする必要があります．

❸ 体重減少率[4]

「（通常体重－現体重）÷通常体重×100」で求められます．その体重減少がどの程度栄養状態に影響を及ぼしているかは，通常体重から現体重に至るまでの期間の長さによって評価することができます．

❹ 血清アルブミン値（g/dL）[4]

たんぱく質およびエネルギーの欠乏状態を示す栄養指標です．生理学的には≦3.5g/dLで内臓たんぱくが減少するという報告があります．ただし，脱水の場合は血清アルブミン値が上昇しやすくなるため，見かけ上の正常値には注意が必要です．

血清アルブミン値は，介護施設においては栄養状態の指標として用いられていますが，医療現場においては血清アルブミン値を用いて栄養状態の評価をすることはなくなりそうです．

❺ 褥瘡[5]

自身で体を動かすのが困難な場合，寝たきりや車椅子に座っている時間が長いと，仙骨部やかかとなど部分的に体重の負荷がかかる場所ができます．褥瘡は，そこの血流が悪くなることで皮膚が赤くなったり，ただれたりしてしまうことで，「床ずれ」ともいわれます．

褥瘡の予防や治癒のためには，体位変換，体圧の分散などのほかに，低栄養の改善が必要です．

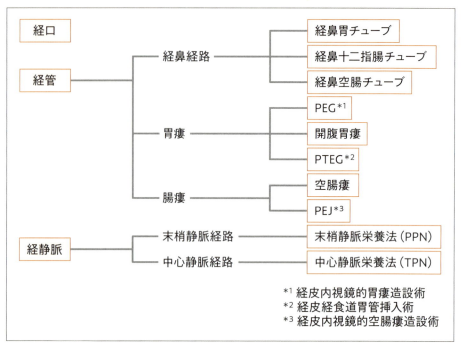

図1 栄養補給ルート[6]

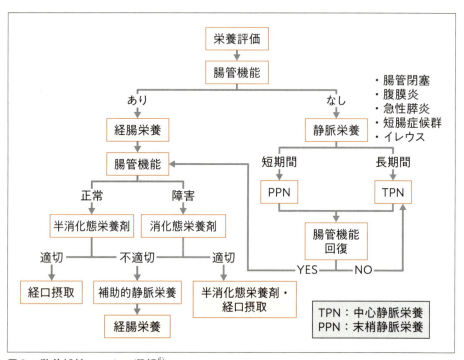

図2 栄養補給ルートの選択[6]

❻ 栄養補給法[6)]

栄養療法には，経口栄養法，経腸栄養法，静脈栄養法があります．消化管（腸管）機能がある場合は経口または経腸栄養法を選択し，消化管機能がない場合は静脈栄養法を選択します．経口摂取が困難な場合は，経管（経鼻胃管，胃瘻，腸瘻など）による経腸栄養法となります（図1，2）．

経腸栄養法または静脈栄養法を行っているということは，経口のみによる栄養補給では栄養状態を維持できないということを意味しています．ただし，経腸・静脈栄養法の場合，一定の栄養素量が安定して投与されるというメリットがあり，それによって栄養維持・改善される場合もあることから，必ずしも低栄養のリスクとはいえないと筆者は考えます．

❼ 食事摂取量と必要栄養量

食事摂取量とは，医師や管理栄養士が算出した必要栄養量に基づいて提供した食事量に対してどのくらい食べられたか（喫食率）を示しています．食事摂取量が少なく，必要栄養量を充足できないことが続くと，体重減少や脱水などにつながります．

❽ その他食事摂取状況など

必要栄養量を充足できるようにするためには，摂食嚥下機能に合った食形態や食事方法を検討する必要があります．また食事摂取量は，本人の嗜好や食べる意欲，食行動からも影響を受けるため，食事摂取状況を把握します．

③ その他の低栄養のスクリーニングツール

高齢者の低栄養のスクリーニングツールとして，MNA-SF®や主観的包括的栄養評価（SGA）などが用いられます．

MNA-SF®は問診と簡単な身体計測から6項目を回答し，点数化して低栄養のリスク評価を行います．最大14ポイントで，12～14ポイントは栄養状態良好，8～11ポイントは低栄養の恐れあり（at

簡易栄養状態評価表
Mini Nutritional Assessment-Short Form
MNA®

Nestlé NutritionInstitute

氏名：

性別：　　　　年齢：　　　　体重：　　　kg　身長：　　　cm　調査日：

下の□欄に適切な数値を記入し、それらを加算してスクリーニング値を算出する。

スクリーニング

A 過去3ヶ月間で食欲不振、消化器系の問題、そしゃく・嚥下困難などで食事量が減少しましたか？

0 = 著しい食事量の減少
1 = 中等度の食事量の減少
2 = 食事量の減少なし

B 過去3ヶ月間で体重の減少がありましたか？

0 = 3 kg 以上の減少
1 = わからない
2 = 1〜3 kg の減少
3 = 体重減少なし

C 自力で歩けますか？

0 = 寝たきりまたは車椅子を常時使用
1 = ベッドや車椅子を離れられるが、歩いて外出はできない
2 = 自由に歩いて外出できる

D 過去3ヶ月間で精神的ストレスや急性疾患を経験しましたか？

0 = はい　　　2 = いいえ

E 神経・精神的問題の有無

0 = 強度認知症またはうつ状態
1 = 中程度の認知症
2 = 精神的問題なし

F1 BMI　　　体重(kg)÷[身長(m)]^2 □

0 = BMI が19 未満
1 = BMI が19 以上、21 未満
2 = BMI が21 以上、23 未満
3 = BMI が 23 以上

BMI が測定できない方は、F1 の代わりに F2 に回答してください。
BMI が測定できる方は、F1 のみに回答し、F2 には記入しないでください。

F2 ふくらはぎの周囲長(cm)：CC

0 = 31cm未満
3 = 31cm以上

スクリーニング値
(最大：14ポイント)

12-14 ポイント： □ 栄養状態良好
8-11 ポイント： □ 低栄養のおそれあり (At risk)
0-7 ポイント： □ 低栄養

保存します
印刷します
リセットします

Ref.　Vellas B, Villars H, Abellan G, et al. *Overview of the MNA® - Its History and Challenges.* J Nutr Health Aging 2006;10:456-465.
Rubenstein LZ, Harker JO, Salva A, Guigoz Y, Vellas B. *Screening for Undernutrition in Geriatric Practice: Developing the Short-Form Mini Nutritional Assessment (MNA-SF).* J. Geront 2001;56A: M366-377.
Guigoz Y. *The Mini-Nutritional Assessment (MNA®) Review of the Literature - What does it tell us?* J Nutr Health Aging 2006; 10:466-487.
Kaiser MJ, Bauer JM, Ramsch C, et al. *Validation of the Mini Nutritional Assessment Short-Form (MNA®-SF): A practical tool for identification of nutritional status.* J Nutr Health Aging 2009; 13:782-788.
® Société des Produits Nestlé, S.A., Vevey, Switzerland, Trademark Owners
© Nestlé, 1994, Revision 2009. N67200 12/99 10M
さらに詳しい情報をお知りになりたい方は、**www.mna-elderly.com** にアクセスしてください。

図3　MNA-SF®

https://www.mna-elderly.com/forms/mini/mna_mini_japanese.pdf よりダウンロード可能

A 病歴

1.体重の変化

過去6カ月間の体重減少：＿＿＿＿kg　減少率：＿＿＿＿＿＿

過去2週間の変化：増加□　変化なし□　減少□

2.平常時と比較した食物摂取の変化

変化なし□

変化あり：期間＿＿＿＿週　＿＿＿＿＿日間

タイプ：不十分な固形食□　完全液体食□

　　　　低カロリー液体食□　絶食□

3.消化管症状（2週間以上継続しているもの）

なし□　嘔気□　嘔吐□　下痢□　食欲不振□

4.身体機能

機能不全なし□

機能不全あり：期間＿＿＿＿週　＿＿＿＿＿月

タイプ：労働に制限あり□　歩行可能□　寝たきり□

5.疾患，疾患と栄養必要量の関係

初期診断：＿＿＿＿＿＿＿＿

代謝受容／ストレス：なし□

　　　　　　　　軽度□　中等度□　高度□

B 身体計測

各項目を次の尺度で評価すること：
0＝正常, 1+＝軽度, 2+＝中等度, 3+＝高度

皮下脂肪の減少（上腕三頭筋，胸部）＿＿＿＿＿＿＿＿＿

筋肉量の減少（大腿四頭筋，三角筋）＿＿＿＿＿＿＿＿＿

踝部の浮腫＿＿＿＿　仙骨部の浮腫＿＿＿＿　腹水＿＿＿＿

C 主観的包括的アセスメント

栄養状態良好　　　　　　　　　　　　　　A　□

中等度の栄養不良（または栄養不良の疑い）　B　□

高度の栄養不良　　　　　　　　　　　　　C　□

図4　主観的包括的栄養評価（SGA）

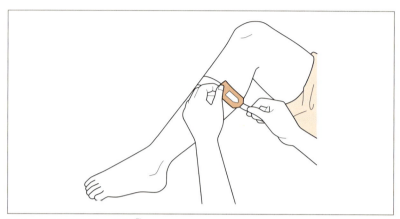
図5 下腿周囲長の計測[7]

risk），0〜7ポイントは低栄養と評価します．評価表は，ウェブサイトからでもダウンロードすることができます（図3）．

主観的包括的栄養評価（SGA）も問診と身体計測で構成され，MNA®同様，特殊な装置や技術は必要しません（図4）．

栄養スクリーニングで用いられた項目は，モニタリング項目ともなります．いくつかある項目のうち，体重は定期的に把握するとよいでしょう．

体重測定が難しい場合は，下腿（ふくらはぎ）周囲長を計測します（図5）[7]．MNA-SF®でも，BMIの算出が難しい場合は下腿周囲長の測定値を用います．下腿周囲長が31cm未満は低栄養のリスクがあり，特に筋肉量の減少が生じていると考えられます．

■ 文献
1) 佐々木力丸，高橋賢晃，田村文誉，ほか．介護老人福祉施設に入居する要介護高齢者に対する栄養支援の効果について．老年歯科医学．2015；29（4）：362-367．
2) 別紙（栄養マネジメント加算及び経口移行加算等に関する事務処理手順例及び様式例の提示について）：厚生労働省，2018．
3) 栄養改善マニュアル（改訂版）：厚生労働省，2009．
4) 日本人の食事摂取基準．厚生労働省．2015．
5) 日本褥瘡学会ホームページ．
   http://www.jspu.org/jpn/patient/about.html
6) 日本静脈経腸栄養学会，編．日本静脈経腸栄養学会 静脈経腸栄養ハンドブック．南江堂，2011．
7) 若林秀隆，編．リハビリテーション栄養ハンドブック．医歯薬出版，2011．

別紙様式4−1　　　栄養・摂食嚥下スクリーニング・アセスメント・モニタリング　（施設）　（様式例）

フリガナ		性別	□男 □女	生年月日	年　　月　　日生まれ	年齢	歳
氏名		要介護度		病名・特記事項等		記入者名	
						作成年月日	年　　月　　日
利用者家族の意向						家族構成とキーパーソン（支援者）	本人　－

（以下は、入所（入院）者各々の状態に応じて作成。）

実施日（記入者名）		年　月　日（　）	年　月　日（　）	年　月　日（　）	年　月　日（　）
プロセス		★プルダウン[1]	★プルダウン[1]	★プルダウン[1]	★プルダウン[1]
低栄養状態のリスクレベル ①		□低 □中 □高	□低 □中 □高	□低 □中 □高	□低 □中 □高
低栄養状態のリスク（状況） 身長		cm	cm	cm	cm
体重 ／ BMI ②		kg ／ kg/㎡	kg ／ kg/㎡	kg ／ kg/㎡	kg ／ kg/㎡
3%以上の体重減少率　kg・1ヶ月		□無 □有(kg/ ヶ月)	□無 □有(kg/ ヶ月)	□無 □有(kg/ ヶ月)	□無 □有(kg/ ヶ月)
3%以上の体重減少率　kg・3ヶ月 ③		□無 □有(kg/ ヶ月)	□無 □有(kg/ ヶ月)	□無 □有(kg/ ヶ月)	□無 □有(kg/ ヶ月)
3%以上の体重減少率　kg・6ヶ月		□無 □有(kg/ ヶ月)	□無 □有(kg/ ヶ月)	□無 □有(kg/ ヶ月)	□無 □有(kg/ ヶ月)
血清アルブミン値 ④		□無 □有(g/dl)	□無 □有(g/dl)	□無 □有(g/dl)	□無 □有(g/dl)
褥瘡 ⑤		□無 □有	□無 □有	□無 □有	□無 □有
栄養補給法 ⑥		□経口のみ □一部経口	□経口のみ □一部経口	□経口のみ □一部経口	□経口のみ □一部経口
		□経腸栄養法 □静脈栄養法	□経腸栄養法 □静脈栄養法	□経腸栄養法 □静脈栄養法	□経腸栄養法 □静脈栄養法
その他					
栄養補給の状態 食事摂取量（割合）		%	%	%	%
主食の摂取量（割合） ⑦		主食 %	主食 %	主食 %	主食 %
主菜、副菜の摂取量（割合） ⑧		主菜 % 副菜 %	主菜 % 副菜 %	主菜 % 副菜 %	主菜 % 副菜 %
その他（補助食品など）					
摂取栄養量：エネルギー・たんぱく質（現体重当たり）		kcal (kcal/kg) g (g/kg)	kcal (kcal/kg) g (g/kg)	kcal (kcal/kg) g (g/kg)	kcal (kcal/kg) g (g/kg)
提供栄養量：エネルギー・たんぱく質（現体重当たり）		kcal (kcal/kg) g (g/kg)	kcal (kcal/kg) g (g/kg)	kcal (kcal/kg) g (g/kg)	kcal (kcal/kg) g (g/kg)
必要栄養量：エネルギー・たんぱく質（現体重当たり）		kcal (kcal/kg) g (g/kg)	kcal (kcal/kg) g (g/kg)	kcal (kcal/kg) g (g/kg)	kcal (kcal/kg) g (g/kg)
食生活状況等 嚥下調整食の必要性		□無 □有	□無 □有	□無 □有	□無 □有
食事の形態（コード）		（コード：★プルダウン[2] ）	（コード：★プルダウン[2] ）	（コード：★プルダウン[2] ）	（コード：★プルダウン[2] ）
とろみ		□薄い □中間 □濃い	□薄い □中間 □濃い	□薄い □中間 □濃い	□薄い □中間 □濃い
食事の留意事項の有無（療養食の指示、食事形態		□無 □有	□無 □有	□無 □有	□無 □有
嗜好、薬剤影響食品、アレルギーなど）		(　　　　　)	(　　　　　)	(　　　　　)	(　　　　　)
本人の意欲		★プルダウン[3]	★プルダウン[3]	★プルダウン[3]	★プルダウン[3]
食欲・食事の満足感		★プルダウン[4]	★プルダウン[4]	★プルダウン[4]	★プルダウン[4]
食事に対する意識		★プルダウン[4]	★プルダウン[4]	★プルダウン[4]	★プルダウン[4]
多職種による栄養ケアの課題等（低栄養関連項目） 口腔関係		□口腔衛生 □摂食・嚥下	□口腔衛生 □摂食・嚥下	□口腔衛生 □摂食・嚥下	□口腔衛生 □摂食・嚥下
安定した正しい姿勢が自分で取れない		□	□	□	□
食事に集中することができない		□	□	□	□
食事中に傾眠や意識混濁がある		□	□	□	□
歯（義歯）のない状態で食事をしている		□	□	□	□
食べ物を口腔内に溜め込む		□	□	□	□
固形の食べ物を咀しゃく中にむせる		□	□	□	□
食後、頬の内側や口腔内に残渣がある		□	□	□	□
水分でむせる		□	□	□	□
食事中、食後に咳をすることがある		□	□	□	□
その他・気が付いた点					
その他	褥瘡・生活機能関係 消化器官関係 水分関係 代謝関係 心理・精神・認知症関係 医薬品	□褥瘡（再掲）□生活機能低下 □嘔気・嘔吐 □下痢 □便秘 □浮腫 □脱水 □感染 □発熱 □閉じこもり □うつ □認知症 □薬の影響	□褥瘡（再掲）□生活機能低下 □嘔気・嘔吐 □下痢 □便秘 □浮腫 □脱水 □感染 □発熱 □閉じこもり □うつ □認知症 □薬の影響	□褥瘡（再掲）□生活機能低下 □嘔気・嘔吐 □下痢 □便秘 □浮腫 □脱水 □感染 □発熱 □閉じこもり □うつ □認知症 □薬の影響	□褥瘡（再掲）□生活機能低下 □嘔気・嘔吐 □下痢 □便秘 □浮腫 □脱水 □感染 □発熱 □閉じこもり □うつ □認知症 □薬の影響
特記事項					
総合評価		□改善 □改善傾向 □維持 □改善が認められない	□改善 □改善傾向 □維持 □改善が認められない	□改善 □改善傾向 □維持 □改善が認められない	□改善 □改善傾向 □維持 □改善が認められない
計画変更		□無 □有	□無 □有	□無 □有	□無 □有
経口維持加算（Ⅰ）又は（Ⅱ）を算定している場合 摂食・嚥下の観察	摂食・嚥下機能検査	□水飲みテスト □嚥下内視鏡 □嚥下内視鏡検査 □嚥下造影検査 □咀嚼能力 □機能の検査 □認知機能に課題あり（検査不明のため食事の観察にて確認） □その他（　　） 実施日： 年 月 日	□水飲みテスト □嚥下内視鏡 □嚥下内視鏡検査 □嚥下造影検査 □咀嚼能力 □機能の検査 □認知機能に課題あり（検査不明のため食事の観察にて確認） □その他（　　） 実施日： 年 月 日	□水飲みテスト □嚥下内視鏡 □嚥下内視鏡検査 □嚥下造影検査 □咀嚼能力 □機能の検査 □認知機能に課題あり（検査不明のため食事の観察にて確認） □その他（　　） 実施日： 年 月 日	□水飲みテスト □嚥下内視鏡 □嚥下内視鏡検査 □嚥下造影検査 □咀嚼能力 □機能の検査 □認知機能に課題あり（検査不明のため食事の観察にて確認） □その他（　　） 実施日： 年 月 日
検査結果や観察等を通して把握した課題の所在		□認知機能 □咀嚼・口腔機能 □嚥下機能	□認知機能 □咀嚼・口腔機能 □嚥下機能	□認知機能 □咀嚼・口腔機能 □嚥下機能	□認知機能 □咀嚼・口腔機能 □嚥下機能
参加者		□医師 □歯科医師 □管理栄養士 □栄養士 □歯科衛生士 □言語聴覚士 □作業療法士 □理学療法士 □看護職員 □介護職員 □介護支援専門員 実施日： 年 月 日	□医師 □歯科医師 □管理栄養士 □栄養士 □歯科衛生士 □言語聴覚士 □作業療法士 □理学療法士 □看護職員 □介護職員 □介護支援専門員 実施日： 年 月 日	□医師 □歯科医師 □管理栄養士 □栄養士 □歯科衛生士 □言語聴覚士 □作業療法士 □理学療法士 □看護職員 □介護職員 □介護支援専門員 実施日： 年 月 日	□医師 □歯科医師 □管理栄養士 □栄養士 □歯科衛生士 □言語聴覚士 □作業療法士 □理学療法士 □看護職員 □介護職員 □介護支援専門員 実施日： 年 月 日
参加者		□医師 □歯科医師 □管理栄養士 □栄養士 □歯科衛生士 □言語聴覚士 □作業療法士 □理学療法士 □看護職員 □介護職員 □介護支援専門員 実施日： 年 月 日	□医師 □歯科医師 □管理栄養士 □栄養士 □歯科衛生士 □言語聴覚士 □作業療法士 □理学療法士 □看護職員 □介護職員 □介護支援専門員 実施日： 年 月 日	□医師 □歯科医師 □管理栄養士 □栄養士 □歯科衛生士 □言語聴覚士 □作業療法士 □理学療法士 □看護職員 □介護職員 □介護支援専門員 実施日： 年 月 日	□医師 □歯科医師 □管理栄養士 □栄養士 □歯科衛生士 □言語聴覚士 □作業療法士 □理学療法士 □看護職員 □介護職員 □介護支援専門員 実施日： 年 月 日
①食事の形態・とろみ、補助食の活用		□現状維持 □変更	□現状維持 □変更	□現状維持 □変更	□現状維持 □変更

※①〜⑧は78〜81ページを参照

評価・判定	問題点[6] ①食事摂取・栄養補給の状況 (補助食品、経腸・静脈栄養など) ②身体機能・臨床症状(体重、摂食・嚥下機能、検査データなど) ③習慣・周辺環境(食・生活習慣、意欲、購買など)④その他	□無 □有 [　　　]	□無 □有 [　　　]	□無 □有 [　　　]	□無 □有 [　　　]
	総合評価	□ 改善　□ 改善傾向　□ 維持 □ 改善が認められない	□ 改善　□ 改善傾向　□ 維持 □ 改善が認められない	□ 改善　□ 改善傾向　□ 維持 □ 改善が認められない	□ 改善　□ 改善傾向　□ 維持 □ 改善が認められない

1) 必要に応じて プロセス(スクリーニング、アセスメント、モニタリング)を記入する

2) 1よい 2まあよい 3ふつう 4あまりよくない 5よくない から[ ]へ該当数字を記入し、必要な事項があれば記載する。

3) 1 安定した正しい姿勢が自分でとれない 2食事に集中することができない 3食事中に傾眠や意識混濁がある 4歯(義歯)のない状態で食事をしている

　　　5食べ物を口腔内に溜め込む 6固形の食べ物を咀しゃく中にむせる 7食後、頬の内側や口腔内に残渣がある 8水分でむせる

　　　9食事中、食後に咳をすることがある 10その他　 から[ ]へ該当数字を記入し(あてはまるものすべて)、必要な事項があれば記載する。

4) 嚥下調整食が必要な場合は、日本摂食嚥下リハビリテーション学会の嚥下調整食コード分類を記入する。

5) 1大いにある 2ややある 3ふつう 4やyない 5全くない から[ ]へ該当数字を記入し、必要な事項があれば記載する。

6) 問題があれば、□有 にチェックし、[ ]へその番号を記入。必要な事項があれば記載する。

※　スクリーニングにおいては、把握可能な項目(BMI、体重減少率、血清アルブミン値(検査値(がわかる場合に記入)等)により、低栄養状態のリスクを把握する。

※　利用者の状態及び家族等の状況により、確認できない場合は空欄でもかまわない。

＜低栄養状態のリスクの判断＞

　全ての項目が低リスクに該当する場合には、「低リスク」と判断する。高リスクにひとつでも該当する項目があれば「高リスク」と判断する。それ以外の場合は「中リスク」と判断する。

　BMI、食事摂取量、栄養補給法については、その程度や個々人の状態等により、低栄養状態のリスクは異なることが考えられるため、対象者個々の程度や状態等に応じて判断し、「高リスク」と判断される場合もある。

リスク分類	低リスク	中リスク	高リスク
BMI	18.5～29.9	18.5 未満	
体重減少率	変化なし (減少3%未満)	1か月に3～5%未満 3か月に3～7.5%未満 6か月に3～10%未満	1か月に5%以上 3か月に7.5%以上 6か月に10%以上
血清アルブミン値	3.6g/dl 以上	3.0～3.5g/dl	3.0g/dl 未満
食事摂取量	76～100%	75%以下	
栄養補給法		経腸栄養法 静脈栄養法	
褥　瘡			褥瘡

栄養ケア計画書（施設）（様式例）

氏名：	殿	入所（院）日：	年 月 日
		初回作成日：	年 月 日
作成者：		作成（変更）日：	年 月 日

利用者及び家族の意向		説明と同意日 年 月 日
解決すべき課題（ニーズ）	低栄養状態のリスク（ 低 ・ 中 ・ 高 ）	サイン
長期目標と期間		続柄

短期目標と期間	栄養ケアの具体的内容	担当者	頻度	期間
① 栄養補給・食事				
② 栄養食事相談				
③ 多職種による課題の解決など				
特記事項				

栄養ケア提供経過記録

月　　日	サービス提供項目

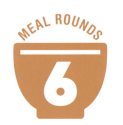

MEAL ROUNDS 6 全身：薬の影響を考える

動画でチェック！
動画26，27，28

POINT!
- 嚥下機能に影響する薬剤について知りましょう
- 傾眠がち，食事が開始できない，食事に時間がかかるなどの場合は服用薬を確認してみましょう
- 薬剤の調整後は，生活状況や食事状況のモニタリングを行います

1 薬の影響

「傾眠傾向が強く自力摂取が途中で止まり，最後まで完食できない」，「声かけに反応が悪く，口腔移送が遅延し，食事時間が延長する」，いずれのケースも食事摂取量の低下としてカンファレンスに上がります．第2章でも示したように，摂取量の低下にはさまざまな原因が考えられますが，その原因の1つに薬による摂食機能の低下があります．向精神薬（抗認知症薬，抗精神病薬，抗うつ薬，抗不安薬，睡眠薬など），抗てんかん薬，抗パーキンソン病薬，解熱性消炎鎮痛薬は，摂食嚥下機能に影響を与える薬剤として報告されています（表1）．

よって，食事摂取量の低下が疑われた場合，服用している薬についても確認する必要があります．

2 抗精神病薬における摂食行動への影響

アルツハイマー型認知症患者の薬物療法として，ドネペジル（アリセプト®），メマンチン（メマリー®）といったコリンエステラーゼ阻害薬が処方されていることがあります．アルツハイマー型認知症では，神経伝達物質であるアセチルコリンが減少します．コリンエステラーゼ阻害薬は，アセチルコリンの分解を抑え，アセチルコリン濃度を上昇させることで，記憶障害を改善させると考えられています．一方

表1　摂食嚥下機能に影響する主な薬剤

薬剤の分類	主な副作用
向精神薬	
・抗認知症薬	錐体外路症状，食欲不振，嘔気，活動性亢進（BPSDの出現）
・抗精神病薬	眠気，嚥下障害，構音障害，寡動，振戦，食欲低下
・抗うつ薬	
三環系抗うつ薬	便秘，口腔乾燥，認知機能低下，眠気，めまい
・抗不安薬	
ベンゾジアゼピン系	認知機能の低下，せん妄，ふらつき，転倒
・睡眠薬	
ベンゾジアゼピン系	認知機能の低下，せん妄，ふらつき，転倒
非ベンゾジアゼピン系	ふらつき，転倒
抗てんかん薬	めまい，眠気，嘔気，食欲低下，小脳性運動失調
抗パーキンソン病薬	
抗コリン薬	認知症機能低下，せん妄，不活発，口渇，便秘
解熱性消炎鎮痛薬	
非ステロイド性抗炎症薬	胃炎など消化管出血，食欲低下

参考文献
・「かかりつけ医のためのBPSDに対応する向精神薬使用ガイドライン（第2版）」平成27年度厚生労働科学特別研究事業.
・高齢者が気をつけたい多すぎる薬と副作用.「高齢者の多剤処方見直しのための医師・薬剤師連携ガイド作成に関する研究」研究班，日本老年薬学会，日本老年医学会　編集.
・てんかん診療ガイドライン2018.　第7章　抗てんかん薬の副作用.

で，活動性の上昇により，興奮を助長することも少なくありません．つまり，BPSD（認知症に伴う行動・心理症状）が出現し，摂食行動に悪影響を及ぼすこともあるのです．

　適切な食事介助は安全な経口摂取を継続するうえで重要ですが，興奮・攻撃性や暴言・暴力といったBPSDは，毎日の食事介助を行う介助側の負担をより重くします．そのため，暴力や不穏に対して抗精神病薬の使用が考慮されています[1]．一方で，抗精神病薬の副作用には，眠気，嚥下障害，構音障害，寡動，振戦，食欲低下などが報告されています[1]．すなわち，コリンエステラーゼ阻害薬によるBPSDの出現に対して使用される抗精神病薬の副作用が，食事摂取量の低下，食欲不振による低栄養の原因となります．

③ オーラルジスキネジア

抗パーキンソン病薬，抗精神病薬の長期服用によりオーラルジスキネジアという口腔周囲の不随意運動が出現することがあります（動画26）．錐体外路系の運動障害や反復性の舌突出および咀嚼様運動が認められます．これらの運動は，咀嚼運動を妨げ，嚥下動作を遅延させるために摂取量の低下，体重減少，低栄養につながる可能性もあります．また，この不随意運動により義歯は転覆し，外れやすくなるため，義歯の使用を困難にすることもあります．さらに，褥瘡性潰瘍，口腔内外傷の原因にもなります．

④ 薬剤調整による摂食嚥下機能が改善した例

❶ 抗精神病薬

以前，食事時のむせが頻回に認められるという80代の利用者に対して，VEを用いた嚥下機能評価を行う機会がありました．VE所見としては，嚥下後の咽頭残留，誤嚥に加えて，嚥下時に食べ物が鼻腔内に噴出するほどの鼻腔逆流が認められました（動画27）．よって，ペースト食から比較的逆流が少なかったムース食への変更を提案し，介助時は一口量の制限とゼリーによる交互嚥下を指導しました．そのときは鼻腔逆流の原因は不明でしたが，3カ月後の再評価では，鼻腔逆流の所見は認められず，鼻咽腔閉鎖機能の劇的な改善がありました（動画28）．そのときに嘱託医が中止した薬がチアプリド（グラマリール®）でした．薬剤の中止により一時的に嚥下機能の改善が認められましたが，今度は夜間せん妄が現れるようになり，昼間は傾眠が継続したため，再び薬の調整が必要となりました．

チアプリドは抗精神病薬であり，統合失調症の治療に多く使用されますが，興奮や攻撃性に対する有効性が報告され，脳梗塞後遺症に伴う精神興奮，徘徊，せん妄に保険適応もあります[1]．よって，要介護高齢者に処方される頻度も高いため，嚥下機能の低下が疑われる場合には，注意を要する薬となります．

❷ 抗てんかん薬

70代の女性. 食事の摂取量が少なくなってきているという問題点がケアスタッフからカンファレンスに上がり, ミールラウンドを行いました. 食事時は傾眠状態でしたが, 声かけに反応がありました. しかし, 時間の経過とともに食事動作が徐々に遅くなり, 声かけにも反応が悪く, ため込みが顕著に認められました. よって, 施設嘱託医との相談により, 抗てんかん薬の減量を行いました. その後, 食事時の覚醒, 反応が改善し, 開口が認められ, 徐々に嚥下機能も改善しました.

このように摂食嚥下機能に対する薬の影響はとても強く, 減量や中止により機能は劇的に変化する場合があります. よって, 薬の調整を行う場合は, 生活状況や食事状況のモニタリングを行い, 担当医との情報共有が必要になります.

■ 文献

1) 「かかりつけ医のためのBPSDに対応する向精神薬使用ガイドライン（第2版）」. 平成27年度厚生労働科学特別研究事業.

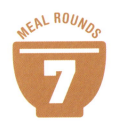

MEAL ROUNDS

7

動画でチェック!
動画 2, 19, 29, 30, 31

全身：身体機能をチェックしよう

POINT!
- 全身疾患やその後遺症が口腔の機能に影響を及ぼすことがあります
- 「歩き方」や「表情」，「声の質」により口腔の状態を予測することが可能です
- ミールラウンドでは「食事の前後」にも注目しましょう

　脳血管疾患や神経筋疾患による麻痺があると，口腔内の筋や神経にも影響が及び，摂食行動がうまくいかなくなることがあります．つまり，全身に現れる麻痺の状態をみることで，口腔内の状態を予測することができるのです．

　本項では「歩き方」，「顔の表情」，「声の質」に現れる，全身疾患の影響を解説します．ミールラウンドでは「食べる場面」を観察しますが，その前後，「対象者が食卓につくまでの様子」や「周りの人や介助者と話す様子」などまで視野を広げることで，その人の全身と口腔の状態についてより理解を進めることになります．

① 移動時の歩行状態を見る

　高齢者の約2割が，歩行障害を有するといわれています．さらには，75歳以上になると20％の者が歩行時に何らかの介助を必要とし，30％以上は階段を使用することが困難になるといわれています．

　その原因には，脳血管疾患や神経筋疾患，骨関節疾患が挙げられますが，脳血管疾患や神経筋疾患については，口腔機能にも障害を及ぼす恐れのある疾患です．

❶ 痙性片麻痺歩行（ぶん回し歩行）

　手足の筋の強いこわばりからくる独特の歩行です．麻痺のある患側

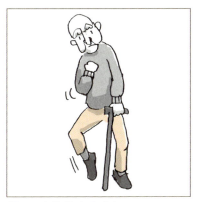
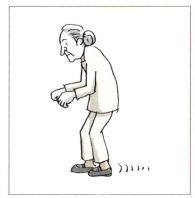

図1　痙性片麻痺歩行　　　図2　すり足歩行

の腕は体側に強く屈曲し，足は突っ張るように伸びます．健側で杖をつきながら，患側の足を横に振り回しながら歩く独特な歩行です（図1）．

　脳血管障害患者や多発性硬化症の患者などにみられる症状で，錐体路障害によるものです．こうした歩き方をしている場合，患側（麻痺側）の顔面や口腔内にも同様の片側性の運動麻痺が生じている可能性があります．

❷ 小脳失調性歩行（酩酊歩行）

　身体の姿勢の保持や運動の調整を行う小脳への障害をきたす疾患で見られる歩行です．酔っ払ったように，スムーズさに欠け，全身を激しく動揺させて歩きます（動画29）．

❸ すり足歩行などの歩行障害

　パーキンソン病などでみられる歩行障害で，なかなか足を前に出せない「すくみ足」，前かがみで床をするように歩く「すり足歩行」（図2，動画30），いったん歩き始めると突進したように加速してしまう「突進現象」などがあります．大脳基底核における障害によって発生し，パーキンソン病のみならずパーキンソン症状を示す多くの疾患にみられます．口腔の運動機能も同時に低下します．

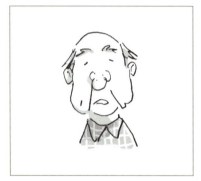 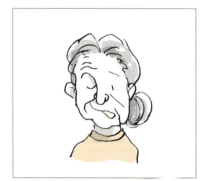

図3　仮面様顔貌　　　　　　　図4　表情筋（顔面神経）の麻痺

❹ 車椅子による移動

　車椅子を使用しなければ移動できない人がいます．しかし，車椅子を自走できる人がいる一方で，押してもらわなければならない人もいて，この両者だけでも自立度に大きな違いがあることに気づきます．車椅子上の座位でも，背筋が伸びてしゃんとしている人もいれば，臀部が前方にずり落ちたり，体幹が左右に傾いている人もいます．体幹の保持の可否は安定した食事姿勢が取れるかどうかに関係してきますので，車椅子上の姿勢についても要チェック項目となります．

2　顔の表情を見る

❶ 仮面様顔貌（masked face）

　表情筋の筋力低下などにより，表情がなくなり，一点を見つめ，瞬きが少なくなり，あたかも仮面をかぶったような無表情な顔のことです（図3）．パーキンソン病やそれに関連した疾患の患者にみられます．また，認知症を呈する疾患や抑うつ状態を呈する病気においてもみられることがあります．

❷ 表情筋（顔面神経）の麻痺

　表情筋を支配する顔面神経の麻痺などによって顔の対称性が失われ，片側の唇が閉じることが困難になったり，口を動かすと横に強く引けてしまったりします．特に下顔面に現れることが多く，「口角下

垂」,「鼻唇溝が浅くなる」などの症状がみられます（**図4**）.

　神経の障害部位によっては，顔面の上部にも麻痺が起こり，「閉眼不能」,「前額部のしわの消失」などがみられます. 脳梗塞などの脳血管障害や外傷などによって起こります.

③ 声を聞く

❶ しゃべり方がゆっくりで声が大きくなったり小さくなったりする（小脳性構音障害）

　小脳による運動の調整が困難になると，しゃべり方もスムーズさに欠けてきます. 数語ずつ，途切れ途切れにしゃべったり（断綴性言語），声が急に大きくなったり小さくなったりする話し方（爆発性言語）が特徴的です.

❷ ガラガラ声（痰がからんだような声）（湿性嗄声）

　いつも痰がからんでいるような声は，咽頭に自身の唾液がたまっているのかもしれません. 声を出すたびにのどで唾液が泡立ち，ガラガラした声に聞こえます. 嚥下機能が低下すると，自分の唾液を飲むことが十分にできなくなり，唾液が咽頭に残ります（**動画2，19**）.

❸ 鼻にかかったような声（開鼻声）

　開鼻声とは，発声の際に息が鼻に抜けてしまっている状態の声です. 通常，声を出すときは軟口蓋によって鼻咽腔を閉鎖し（鼻腔と咽頭を分けて），口と咽頭のルートを開放します. これにより声は口から出るのですが，麻痺などにより軟口蓋による閉鎖がうまくいかないと，鼻にも息が抜けてしまいます（**動画31**）.

　鼻咽腔閉鎖不全は，咀嚼や嚥下の際にも大きな影響が出る問題で，誤嚥の原因にもなります. うがいが上手にできないことにもつながります.

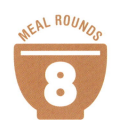

全身：認知症のタイプを知る

POINT!
- 認知症の原因が異なれば，症状の出方も違います
- ミールラウンドでは認知症にまつわる「食べることの問題」を明らかにしましょう
- カンファレンスでは症状と認知症の関係を共有し，対策を検討します

　認知症をもつ人は，今後も増えてくることが予想されています．そして，施設の利用者の多くが認知症をもっています．「認知症」と一言でいっても，その原因疾患は1つではなく，脳血管疾患によるもの，アルツハイマー病によるもの，頭部外傷によるものなど，さまざまです（表1）．認知症の原因疾患が異なれば，それぞれ特徴的な症状もありますし，症状の出方も違ってきます．

　ミールラウンドをするうえで，さまざまな「認知症」をみな同様に扱うことはせずに，どんな疾患に基づく認知症なのかを知ることが大切です．

表1　認知症をきたす主な疾患

- 神経変性疾患
    - アルツハイマー型認知症
    - レビー小体型認知症
    - 前頭側頭型認知症
    - パーキンソン病
    - 進行性核上麻痺
    - 大脳皮質基底核変性症
- 脳血管疾患
    - 脳梗塞
    - 脳出血
    - クモ膜下出血
    - その他
- 神経感染症
    - 急性ウイルス性脳炎後
    - HIV感染症
    - クロイツフェルト−ヤコブ病

1 その認知症は，進行するのか，しないのか？

認知機能の低下に伴い，食べることへのさまざまな影響が出てきます．これらの症状について，今後進行するのか，進行が止まって経過するのか，あるいは，あわよくば改善する可能性があるのか，その経過を知ることは重要です．

まず，加齢とともに認知機能の低下はみられます．脳血管疾患による認知症や頭部外傷による認知症は，その疾患が新たに発症しない限り（新たに脳梗塞が発症したり，続けて外傷を受けたりするなど），進むことはありません．多くはありませんが，水頭症や硬膜下血腫が原因の認知機能の低下は，その原因疾患の治療により改善が期待できます．

一方，アルツハイマー型認知症やレビー小体型認知症，前頭側頭型認知症（ピック病）などの脳の変性疾患に伴う認知症の場合については，徐々に進行していくことが予想されます．なかでもレビー小体型認知症，前頭側頭型認知症は急激な悪化の経過をたどることもありますが，アルツハイマー型認知症は比較的緩徐に進行します．

2 認知症の種類による症状の違いは？

❶ アルツハイマー型認知症にみられる食べることの問題

アルツハイマー型認知症の場合は，症状が比較的緩徐に進行しますが，認知機能の低下に比較して運動機能は保たれる傾向にあるため，徘徊などの問題が起こることが知られています．さらに，昔できていて身体で覚えた動作は保たれる傾向にあるため（手続き記憶），認知機能がかなり低下していても食事場面ではお箸で上手にごはんを食べていることがあります．一方で，遂行機能の障害から順序立てて合理的に動作を行うことは困難になるために，早食いや大食いといった食行動の問題が生じ，窒息のリスクが高まることもあります．

食の自立を考えるときに，「ある一定時間にある割合以上を自分で食べることができた」という，「結果」から判断するのではなく，食行

動の観察を通じて，「どう食べたか」を評価する必要があります．できたかできないかではなく，やっていることの適正さを判断し，食事の介助の必要性を検討する必要があります．

❷ レビー小体型認知症にみられる食べることの問題

レビー小体型認知症は幻視やパーキンソン症状，視空間機能障害を特徴とする認知症です．

幻視の症状があると，ごはんの上に胡麻がかかっているのを見て「虫がいる」と言ったり，「壁の向こうに人がいてその人にのぞかれているので食べられない」と言ったり，かなり具体的な表現で説明し，こうしたことが原因で食事ができないこともあります．

パーキンソン症状はかなり初期から現れることから，食事動作が困難になり，また，咀嚼機能や嚥下機能にも影響を与えます．先週まで問題がなかった人が，急に悪化することもよくあります．視空間機能の障害があると，食具の使用が困難性になり，スプーンや箸で食事をすくおうとして空振りを繰り返す，といったこともみられます．

❸ 前頭側頭型認知症（ピック病）にみられる食べることの問題

前頭側頭型認知症（ピック病）では，脱抑制という，自分の行動を社会規範などに合わせて統制する能力の欠如や怒りっぽさ（易怒性），注意の持続が困難になる，常同行動（同じ動作を繰り返す）などが特徴的です．早食いや，他の人の食事をとって食べる，食事の介助や口腔ケアをしようとすると怒るなど，介護スタッフを困惑させる行動が起こります．また，決まった食品や料理に固執したりします．さらには「口唇傾向」といって，手に取ったものをすべて口に運ぼうとする行動もみられることがあります．

ここまで紹介してきた各種認知症における認知機能障害と運動障害の程度をまとめると，図1のようになります[1]．つまり，前頭側頭型認知症やアルツハイマー型認知症については，認知機能が初期の段階から障害される一方，運動機能は比較的保たれます（反対に，運動機

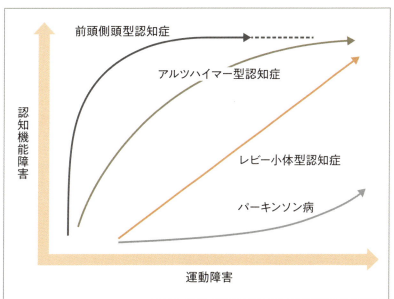

図1　各種認知症における認知機能障害と運動障害の進行の程度[1]

能が先に障害されますが，認知機能が保たれるのがパーキンソン病といえます）．レビー小体型認知症では認知機能・運動機能とも徐々に障害を受けていきますが，上記のように，幻視や視空間機能障害，パーキンソン症状への対応が必要となります．

　ここまで述べてきた症状を理解していると，一見不可解な行動であっても，認知症にまつわるものと気づくことができます．そうすると，今後どのようなことが起こるかの予測もでき，そのことが歯科医療を考慮するタイミングや治療方針にも影響を与えます．食の支援にとどまらず，歯科医療を適正に実施するためにも認知症のタイプを知ることが重要です．

■ 文献
1) 伊佐地隆. 認知症 (痴呆) のリハビリテーション医学的評価. MB Med Reha. 2005；54：30-40.

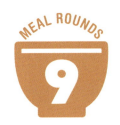

MEAL ROUNDS 9 食形態：食形態の基礎知識

POINT!
- 咀嚼機能を超えた食形態は誤嚥や窒息のリスクとなります
- 咀嚼機能に対して余裕を残した食形態は低栄養のリスクとなります
- 食形態の呼称を統一する試みが進められています

咀嚼機能と食形態の決定

　咀嚼機能に合致しない食事の摂取は，2つのリスクを生じさせます．まず，咀嚼機能を超えた食形態での摂取は誤嚥や窒息のリスクとなります．反対に，咀嚼機能に対して余裕を残した食形態での摂取は低栄養のリスクとなります．こうしたことから，咀嚼機能に合致した食形態の選択が重要です．

❶ 食形態が統一されていないと……

　食形態の呼称や基準は，これまで施設ごとに独自基準で決められていました．各施設が独自の呼称を用いて，独自の基準に基づいて調理されていたのが実情です．この場合，患者が地域で暮らしていることを考慮すると，大変不都合であることは明らかです．すなわち，普段は自宅で安定して摂取していた食事の形態が，デイサービスやショートステイ先に一定の基準をもって伝えることができないことにより，本人の摂食機能に合わない食事が提供され，施設でのサービスを利用者が嫌がったり，時として，窒息事故を起こすこともあったのです（図1～3）．食形態が統一されていないことによる事故や食事摂取量の低下は頻繁にみられ，問題となっていました．

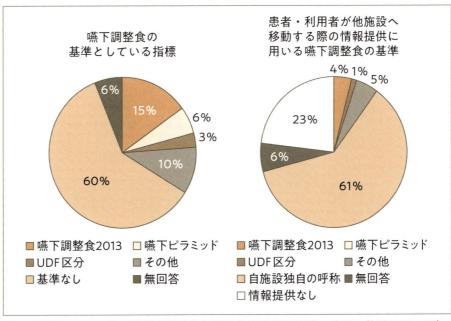

図1 地域における食の連携実態（東京都北多摩南部医療圏，病院，施設109ヵ所）
基準としている指標がそもそもない場合が多く，基準があったとしてもバラバラであった

> ご飯，なんめし，やわらかごはん，やわらか，やわ飯，常食，常米飯，軟飯，軟飯食，米飯，米飯やわらか，おかゆ，おかゆ食，お粥，カユ，粥，粥食，全ガユ，全粥（計19種類）

図2 各施設で提供されている主食（学会分類2021，コード4）の名称
同様の物性に対して計19種類の名称が当てられていた

> ソフト，やわらか，軟菜，極軟菜，消化食，常菜，常食，全粥食，全粥食形，軟菜，軟菜・形，軟菜（カタチ），軟菜（丸），軟菜食，軟食，軟食普通，普通食，一口大，ソフト荒キザミ，やわらか刻み，粥刻み，粥菜一口カット，極軟菜一口大，五分粥食，常食一口大，全粥食一口大，粗きざみ，大きざみ，軟菜キザミ食，軟菜一口大，刻み，軟菜食一口大，軟菜粗きざみ，軟食一口大，舌でつぶせる，全粥キザミトロミ付，超きざみ，キザトロ，軟食刻みトロミ，ほか（計70種類）

図3 各施設で提供されている副食（学会分類2021，コード4）の名称
学会分類コード4の物性に対し，70種類もの名称が当てられていた

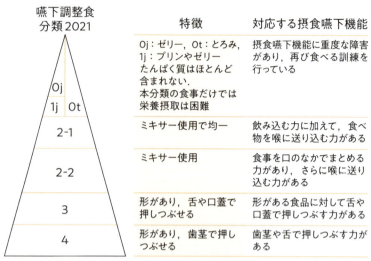

図4 嚥下調整食分類2021と摂食嚥下機能の対応イメージ

❷ 食形態統一の試み

そこで，近年は医療保険・介護保険の栄養関連サービスを実施する際の様式例などに「日本摂食リハビリテーション学会 嚥下調整食分類2021」（図4）を利用するように推奨されており，病院や施設での食形態基準として採用が進んでいます．そのため，ミールラウンドを実施する歯科医療関係者もその意義と基準について知っておく必要があり，機能に応じた食形態を提案する際には，この基準を用いるとよいでしょう．

「学会分類2021」では，それぞれの食形態に必要な咀嚼能力や嚥下能力を示しています．「食物に対する咀嚼能力は求めず，嚥下能力のみが残存している」人には，コード0や1を，「捕食した後，送り込む力がある」人にはコード2-1を，食塊形成に関する能力がある人にはコード2-2を，舌で押しつぶす力，歯肉で押しつぶす力がある人にはそれぞれ，コード3，4といった食形態が推奨されています．

2 食形態を加工する方法

　以下に，上記のコードの食事がどのようなものか，簡単に説明します．それぞれ，どのような食形態となるのか，イメージしてください．

■嚥下調整食コード4：
　箸やスプーンで容易に切れるよう，具材を選択し，軟らかく調理しています．魚は焼くのではなく煮たり蒸したりします．

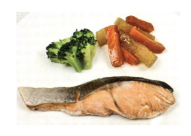

■嚥下調整食コード3：
　舌や口蓋で押しつぶせる程度の軟らかさにしています．口腔内でまとまりやすくするため，とろみやあんをかけて仕上げることがあります．

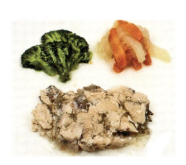

■嚥下調整食コード2-2
　ミキサーやフードプロセッサーでの加工となります．また，粥は離水に配慮します．

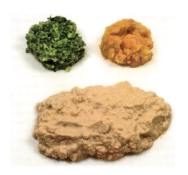

■嚥下調整食コード2-1
　コード2-2に加え，ミキサーを使用して仕上がりを均一にします．

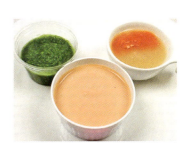

■嚥下調整食コード1j

　均質なゼリー・プリン・ムース状のもので，少量で丸のみできる形態となるのが特徴です．

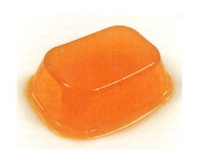

■嚥下調整食0j

　均質で，付着性・凝集性・硬さに配慮したゼリーです．たんぱく質が含まれません．

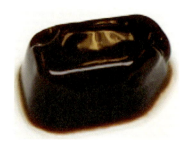

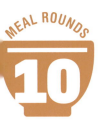

10 食形態：食形態の調整方法と指導の実際

POINT!
- その人の機能にあった食事となるよう，適切に調理をしたり，市販の介護食品を活用しましょう
- 食形態の調整により，喫食者に「食べやすくなる」「むせが減る」「食事時間が短くなる」などの利点があるか観察します
- 食形態の調整が「体重が減少する」「食欲が減退する」などの欠点となることもあるので，多職種で対応を検討しましょう

1 食べやすい食事とは

　口腔の問題で多品目の摂取が難しくなった場合，口腔へのアプローチはもちろん大切ですが，そこですぐに解決できなければ，まず食事を工夫する必要があります．「食べにくいから食べない」ではなく，「食べにくいなら食べやすくする」ということが，栄養面からのアプローチとして重要になります．

　例えば，歯の喪失，義歯不適合，舌の機能低下などで噛みにくくなった場合は，噛みやすい食事にするために，以下のような工夫ができるでしょう．

【噛みやすい食事のための工夫】（図1，2）
- 軟らかい食材・部位を選ぶ
- 野菜の場合：皮をむく，繊維を断ち切る，5〜8mm角・厚に切る，切り目を入れる（隠し包丁）
- 肉類の場合：筋を切る，筋を取り除く，たたく（筋繊維を切断する）
- 軟らかくなるまで加熱する，圧力鍋を使用する
- 食塊形成が難しい場合は，あんかけやルウなどでまとまりを良くする
- 噛むことが疲労感や負担感につながる場合は，ミキサーなどでペースト状にするなどして，噛まなくても食べられるようにする

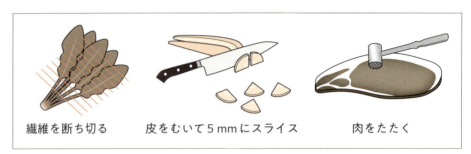

図1 噛みやすくする下処理方法の例

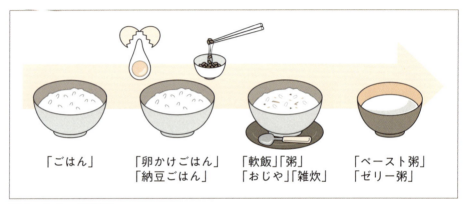

図2 主食の展開例
一般的に，右へいくほど噛みやすい・飲み込みやすいものになる

　次に，水や食べ物でむせる，飲み込んだ後に喉に残留感があるなど，飲み込みにくくなった場合は，以下のような工夫で飲み込みやすくしてみます．

【飲み込みやすい食事のための工夫】
- 水分にとろみを付ける（汁物を含む）
- あんかけ，ルウ，白和えなどでまとまりを良くする
- ミキサーなどを使用してペースト状，ゼリー状にする

2 嚥下調整食のレシピ

　嚥下調整食分類2021の段階ごとにレシピが作成され，ウェブサイトで紹介されています[2]．

表1　主食の作り方

種類	ごはん	軟飯	全粥 (5倍粥)	五分粥 (10倍粥)	ペースト粥	ゼリー粥
米1合(150g)に対する水分量	1.2倍 (180 mL)	2倍 (300 mL)	5倍 (750 mL)	10倍 (1,500 mL)	全粥をミキサーなどでペースト状にしたもの	全粥やペースト粥などに固形化調整食品を添加してまとめたもの
100gあたりのkcal	168	110〜120	71	36		
学会分類2021			コード4 離水に配慮すればコード3	離水に配慮すればコード3	離水や付着性に配慮すればコード2-2, 2-1	粒の残り具合や硬さによりコード3〜1j

【主食の作り方】(表1)

　通常のごはんは，米を1とすると約1.2倍の水分量で炊いたものです．炊く際の水分量を多くすることで，軟らかくなります．粥は炊飯器でも炊くことができます．

【コード別の調整方法】

　嚥下調整食分類2021のコードごとの，求められる機能とそれに合わせた調理方法のイメージを図3で示します．

　例えば，コード3で求められる「形のあるものを押しつぶす」という機能，つまり食べ物をつぶして粉砕することを，口腔内で果たせない場合はどうすればいいでしょうか．その粉砕するという機能を口腔外で代償する必要があります．粉砕を代償してくれるのがフードプロセッサーやミキサーであり，代償してでき上がった食事がコード2に相当するということなります．

　また食事をコード2に相当するペースト状にしてしまうと，噛めなくなってしまうのでは，と不安視されることもありますが，そもそも噛むことが難しくなったからペースト状にするのであって，嚥下調整食が機能向上や機能低下に直結するわけではありません．あくまで，備わっている機能に合わせて安全に食べられるように調理する必要があります．

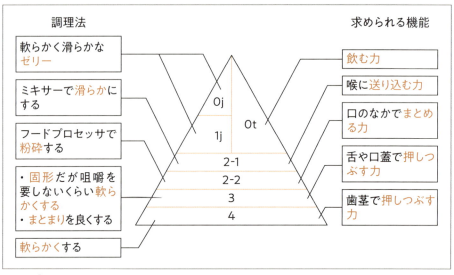

図3 「求められる機能」に合わせた調理方法

3 水分にとろみを付与する

　水分にとろみを付ける際は，一般的にとろみ調整食品と呼ばれる粉状の食品を使います．とろみを付けることに関してよく聞かれる失敗談は，「ダマができた」，「べたべたしてとろみが強くなりすぎた」，「水が濁ってしかも粉っぽい味がする」などがありますが，適切なとろみ調整食品を選択し，とろみ付与のポイントを押さえれば，失敗も少なくなります．

【水分のとろみの付け方】

1. 使用するとろみ調整食品は1〜2種類に限定する
2. 「水○○ccに対して○○g」と，添加するとろみ調整食品の量を決める
3. スプーンを統一する
4. とろみの付け方のポイント
    ① 手早く行う
    ② 切るように混ぜる
    ③ しばらく放置し再度混ぜる（2度混ぜ）

とろみは，とろみ調整食品が飲料水・汁物などの水とつながって膨

潤することで生じます．水に接触した瞬間から膨潤し始めるため，粉が固まっているとダマになってしまいます．そのため，粉を水のなかで素早く散らすことがダマを作らないコツです．

　液体であっても，水以外の物質（たんぱく質，ミネラル，塩分など）を多く含むものは，とろみが付きづらかったり，とろみが付くまでに時間がかかったりします．また，小さな湯飲みやおちょこなど，分量が多く入らないものでとろみを付けようとすると，こぼさないようにするため混ぜ方が弱くなり，ダマができやすくなります．

　図4のリーフレットでは，薄い，中間，濃いという学会分類2021に相当するとろみを付けるために，各メーカー・各商品でどの程度の分量が必要か，また上記で説明したようなとろみの付け方について記載されていますので，利用者や家族にも活用していただけます．

4 介護食品の活用

　本項では嚥下調整食やとろみの付け方を紹介しましたが，これらを一般家庭で実践していくのは容易なことではありません．老老介護状態であったり，主な介護者が調理経験の少ない男性（夫や息子）であったりするからです．また，ヘルパーが家事援助として調理を行うにしても，曜日や時間帯によって担当者が異なったり，嚥下調整食を作るまでの時間が確保できなかったりして，嚥下調整食に関する情報や技術の共有も難しいのが実情です．

　そこで，機能に合った安全な食事を安定して共有するために，市販の介護食品を活用することが勧められます．味のバリエーションも急速に増えてきていますし，一般の量販店やコンビニエンスストアに並ぶ惣菜でコード3以下に相当するものはあまりありませんから，介護食品の利用価値は非常に高いと考えます．

　介護食品は，量販店やドラッグストアなどで取り扱われていますが，通信販売サービスを利用している人も多くいます（図5）.

　介護食品は，摂食嚥下障害をもつ人の食べることに対するストレスを軽減するものであり，なおかつ食べることを支える家族などの「安全な食事って何を食べさせたらいいのだろう」，「どのように調理すれ

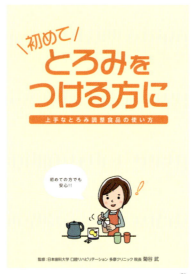
図4 とろみの付け方リーフレット[3]

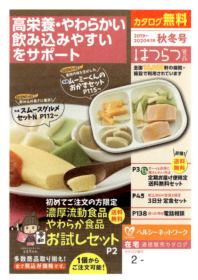
図5 通販用カタログ

ばいいのだろう」,「そもそも調理なんかしたくない・できない」などというストレスを軽減するものでもあります.

5 その他の工夫

　嚥下調整食によって食べやすくなる半面,栄養価が下がりやすいという問題点が生じます.前述の主食の作り方を参照していただきたいのですが,100g当たりのエネルギー量では,ごはんが最もエネルギーが多く,最も少ない五分粥はごはんのエネルギーの1/4以下となってしまいます(**表1**).当然おかずの場合も同様に,普通の食事と比較して嚥下調整食では栄養価が下がりやすくなります.普通の食事と同等の栄養素量を摂取するには,食事量を増やす方法もありますが,摂食嚥下障害をもつ人にとっては,それはとても大きな負担となります.

　したがって,嚥下調整食であっても必要な栄養素量を確保するために,
- 濃厚流動食品・栄養補助食品の活用
- 油脂類の多用

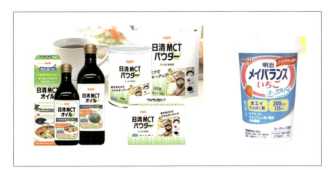

図6　栄養価を挙げるための補助食品
左：中鎖脂肪酸油で摂取エネルギー量を上げられる
右：たんぱく質など，必須栄養素を補充できる

- 栄養価の高いものから優先的に摂取する
- 間食を摂る
- 少量頻回食

など，栄養素量を確保するための工夫も取り入れていく必要があります（図6）．しかし，中には摂食嚥下障害だけでなく別の疾患をもっている人も珍しくないので，制限を受けている栄養素量がないかを確認しておくとよいでしょう．

■ 文献
1) 日本摂食嚥下リハビリテーション学会医療検討委員会．日本摂食嚥下リハビリテーション学会嚥下調整食分類2021．日摂食嚥下リハ会誌．2021；25(2)：135-149．
2) 食べるを支える．
　 https://www.shokushien.net/top
3) 初めてとろみを付ける方に．ヘルシーフード．
　 https://www.healthy-food.co.jp/product/pdf/toromi.pdf

4章

ミール
ラウンド
次の一手

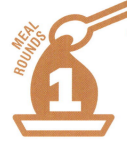

摂食嚥下機能の高度な検査のタイミングと依頼の方法

POINT!
- ミールラウンドとカンファレンスを通じて，摂食嚥下機能の精密検査の必要性・タイミングを検討します
- ミールラウンドでは，対象者の口のなか，喉のなかで起こっていることを読み解きます
- カンファレンスではその解釈について討議し，疑問があるときには精密検査を依頼します

　ミールラウンドを進めていくなかで，その対象者に関してさまざまなことがわかってきます．VEやVFを用いた摂食嚥下機能の精密検査の必要性・タイミングについて症例をもとに考えていきましょう．

1 ミールラウンドだけではわからない原因を探る

　まず1つ目の症例は，老健施設で暮らしていた人についてです．この男性は一度肺炎で入院し，入院先の病院からゼリー食を中心に食べるようにと指示されて元いた施設に戻りました．本人によると，「ゼリーは嫌いじゃないけど，食べるたびに喉に残る．お茶を追加で飲まないと，喉を通らない」と訴えていました．

　確かにミールラウンドでも，高エネルギーになるように配慮したゼリーを口にした後に，追加で何度もお茶を飲み込む姿がみられました．時には，咳をすることによってゼリーを口腔内に一度戻して，再び口腔内で処理をするといった行動もみられました．

　一般に，ゼリーは嚥下障害の人には最も飲み込みやすいものと考えられていますが，この人にとっては難しいようです．お茶ではむせないのに，なぜゼリーは飲めないのか？ 医療情報にはそれを疑う既往歴の記述はありませんでした．その原因を明らかにし，対処法を探るために，嚥下内視鏡検査(VE)を実施することをカンファレンスで提

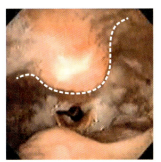

図1　内視鏡による所見
点線の部分がせり出した咽頭壁

案し，実施されることになりました．

　図1が，嚥下内視鏡検査の所見です．背部の咽頭壁が大きく咽頭内にせり出しているのがわかります．そこでゼリーを嚥下させたところ，喉頭蓋がせり出した部分に接触して，反転できないことがわかりました．そして，喉頭蓋谷を中心に残留する所見がみられました．

　頸部に何らかの疾患が疑われ，本人に首の手術をしたことがあるかを尋ねたところ，「過去に，病名はわからないが数度手術をしたことがある」と答えました．こうした咽頭内の状況では，飲み込みも難しくなるはずです．おそらく加齢とともに生じた咽頭収縮力の低下に伴って，元から存在したこの問題が顕在化したものだと考えました．

2　画像の威力を活用する

　2例目は，ミールラウンドで食事のペースの速さと，激しいむせ込みが観察されたケースです．食事のペースが速いことを指摘し，本人への声かけと，場合によっては食事の介助を適宜行うことで，食事のペースの配分はうまくコントロールができるようになりました．しかし，残念ながらむせは起こり続けており，ミールラウンド後のカンファレンスでは食形態の変更が必要ではないかと提案されました．一方で，家族や本人は形のある食事が食べたいとかねてから希望しており，現在食べている一口大の食事を刻み食やペースト食に変更するのは拒否されるのではないかとの意見も出ました．

そこで，嚥下内視鏡検査を実施し，食形態の変更が誤嚥の発症にどのような影響があるか，実際に立ち会ってもらうことで理解を得ようということになりました．家族は，誤嚥の画像を目の当たりにし，食形態の変更でそれが改善する様子を見ることができました．これにより，食形態の変更に理解を示し，受け入れてくれました．

③ 精密検査のタイミング

このように，嚥下機能の精密検査を適宜実施することは，ミールラウンドだけではわからない病態の発見につながることもあり，有効です．また，画像の威力は抜群で，目の前で見ることができる検査画像によって病態とその対処法が説明でき，本人・家族や施設スタッフの理解を得るためにとても教育的な良いツールであるといえます．

一方で，嚥下内視鏡検査は一定の不快感を伴いますので，認知症などの検査が理解できない人には，実施が困難である場合があります．また，嚥下造影検査の場合には，専用の検査機器の設備のある病院などの施設への紹介が必要です．高齢の人においては，こちらも困難なことも多いでしょう．

つまり，ミールラウンドで観察できる食行動などの情報と，頸部聴診などによって得られた嚥下機能の情報の間に疑問を感じたときに，適切なタイミングで精密検査の実施を考慮するべきであると考えます．

ミールラウンドで得た情報と，咽頭での病態の情報をどのように活用していくかは，みなさんの診断力にかかっているといえます．

2 利用者本人・家族にお願いすること

POINT!
- ミールラウンドの評価を実際に生かすためには何が必要かを理解しましょう
- 利用者のバックグラウンドを理解したうえでミールラウンドを行うと，理解が深まります
- 本人や家族に現状を理解してもらうために，多職種がそれぞれどのような役割を担うかが重要です

これまで本書のなかでご紹介してきたミールラウンドでの評価をもとに，さまざまな対応を行っていくことになります．

実際の対応の多くは，「食事ペースの調整」，「食事介助の工夫」に始まり，「食形態の調整」，「水分のとろみの付与」，「高エネルギー食の導入」など，食事に関することです．こうした対応のなかには，今まで行っていなかったことを施設スタッフに依頼することもあり，施設側の負担も増える場合もありますが，この取り組みが利用者の食の安全を守ることにつながっていきます．

ただしその一方，安全に配慮した食事そのものを利用者本人や家族は快く思わない場合も多くあります．なぜなら，利用者本人や家族にとって，食事というものが「生命維持のため必要不可欠な栄養摂取をすること」という意味よりも，「食事は限られた生活のなかの重要な楽しい時間」という捉え方のほうが強くなっている場合があるからです．そのため，食形態の変更，とろみの付与を行うことそのものが「むせなくなってよかった」とは思えず，「食事がどろどろになってかわいそう」，「とろみがついてかわいそう」という意見になってしまうことがあります（**図1**）．本人の同意や家族の協力を得ることができない場合はこれらの対応を行うことができず，食の安全を守ることができなくなります．

本項では家庭での指導や見守り方，食形態の変更の伝え方について述べていきます．

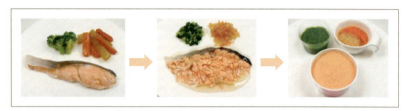

図1　食形態の違い[1)]
食形態が変ってくると，本人やご家族の拒否感が強くなる場合がある

1 食事場面での指導・見守り方

　まず，キーパーソンは誰なのか，どのような家族がいるのかを，施設の職員に聴取するとよいでしょう．加えて，キーパーソンと他の家族との関係も重要です．キーパーソンといわれている人と他の家族が違う考えであることもあります．また，キーパーソンとされる人が説明に立ち会うとは限りません．キーパーソンはどのような性格の人なのか，家族はどのような考え方なのか，大まかでもよいので情報が必要です．こうした情報のなかに，ミールラウンドで得た所見をどのように説明していくか，その方向性やヒントが隠されています．

　特に，食形態の変更に否定的な家族へ説明を行う際には，看護師や栄養士，ケアスタッフなどと事前に情報を共有し，多職種で家族に説明を行うことが必要な場面が多くあります．評価の結果や指導内容が必ずしも家族の思いと一致するとは限りませんので，各職種で手分けをして，説明に当たる人の他に家族の気持ちのフォローをする人という役回りが必要になることもあります．

2 食形態が変わること，とろみの付与を行うことの伝え方

　本人や家族に食事形態の変更やとろみの付与の必要性を理解してもらうことは，最も重要な指導です．食形態を変更する場合は，より咀嚼しやすく嚥下しやすい食形態が推奨される場合が大半です．その際には，その必要性をよく説明することが重要です．食形態を変更する

ことで，結果的に摂取量が増えて必要な栄養が摂取しやすくなること，誤嚥性肺炎や窒息を予防できること，特に窒息は致死的なアクシデントにつながりますので理解をしてもらうことが重要です．また，とろみを付けるとなぜ誤嚥が防げるのかしっかりした説明も必要です．その理解がないままに伝えると多くの家族は理解を示しません．

　そのため，食形態の変更やとろみの付与を伝えるときは「食形態を落としましょう」という表現よりも「食べやすい形態に調整しましょう」，「本人の力に合った食形態にしましょう」，「とろみを付けると苦しくなく水が飲めます」といった表現を用いたほうが受け入れられやすくなるでしょう．

■ 文献
　1）食べるを支える「嚥下調整食・介護食の食形態検索サイト」
　　　https://www.shokushien.net/

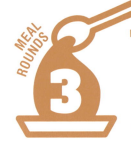

ミールラウンド後に利用者や家族，ケアスタッフからの疑問に答える

POINT!
- ミールラウンドの現場では，外来診療では考えられなかったさまざまな難問が待っています
- 義歯の存在が有利なのか不利なのか，3日程度様子をみることも必要です
- 義歯を入れた後，普段の様子を記録してもらうように施設のスタッフに依頼するとカンファレンスで有用な情報が得られることがあります

　高齢者施設においてミールラウンドを進めるということは，利用者の生活環境に一歩踏み込むということです．利用者の居室のなかに閉じ込もって歯の治療や義歯の修理をしているのとは少し違います．そして，利用者の生活環境に一歩踏み込むということは，その家族やケアスタッフからのさまざまな疑問や要請に対応しなければならないということです．その疑問や要請というのは，食べるための口を作ってきたつもりでいた歯科医師にとって，不合理なことばかりです．しかし，この疑問に答えられるようになると，まさに，生活を支える歯科医療の姿がみえてくるともいえます．

　以下に，利用者やその家族，ケアスタッフからの「素朴な疑問」にいかに答えるか，そのヒントを示します．

1 Q：「先生，入れ歯を入れたら噛めるようになりますよね？」

　咀嚼障害の原因がすべて義歯や咬合の問題ではないことは，要介護高齢者に対する歯科診療でみえてくる，大変重要な問題です．足が2本あっても歩行障害が起こる，すなわち車椅子であったり寝たきりであったりするわけで，歯が何歯あっても，適合の良い義歯があっても，口が動かなければ噛めないのは明白です．

　しかし，この明白な原因に十分に応えられてこなかったので，利用者の枕元の引き出しには，前医たちが作製した何セットもの義歯が袋

に入って使われないままに保管されている光景がみられるわけです. 本人やその家族は,「入れ歯さえ入れば, 昔のように食べられるようになる」と信じて, 歯科医師に義歯の作製を依頼します. でも, 食形態が上がらないばかりか, 食事量も増えない, 食事時間はむしろ延長するという事態になって, 義歯は外され, 引き出しの肥やしになっていくわけです. 咀嚼障害はその原因から,「器質性咀嚼障害」,「運動障害性咀嚼障害」に分類されます. 歯があっても噛めない咀嚼障害は後者となります (3章3「口腔:運動障害性咀嚼障害の見方」参照).

2 Q:「入れ歯を入れたら, むせるようになったんですけど……」

「嚥下する際には, 上下の歯が軽く合わさることが重要. そのため, 歯がない状態では嚥下が困難で, 義歯を入れることは嚥下に有効に働く」. もちろんこれは正しい知識です. 正確にいえば, 正しいこともある, といったほうがよいかもしれません. 実は, 実際に義歯を入れるとむせたり誤嚥をする人も多く, そのメカニズムを考えてみる必要があるでしょう.

まず, 義歯を入れると当然その刺激によって唾液分泌量が多くなります. 嚥下反射の惹起性が衰えている人にとっては, 口腔内にたまった唾液に対して, 適正なタイミングで嚥下反射が惹起されません. その結果, 口腔内に唾液をため込んでしまいます. その後, ため込まれた唾液により誤嚥を示す者もいます.

また, 嚥下するためには舌を口蓋に押し付けて食塊や唾液を咽頭に送り込みます. さらには, 舌を口蓋に押し付けることがアンカーとなって咽頭を収縮させ, 嚥下をします. ところが, 義歯を入れるとこうした舌の機能がうまく働かなくなることがあります. これは, 義歯が入ることで固有口腔が高くなって, 舌を口蓋に接触させることが困難になることがあるからです. この対策として, 咬合高径を舌の機能に合わせて調整する (低く設定する), 舌接触補助床 (PAP) を作製するなどで対応します. ただ, 義歯を入れるとむせるといったことは, 他の原因でも起こることが考えられます. この問題は次の項目で説明します.

3 Q：「入れ歯を入れたら，口にため込んでしまったり，食事時間が長くなったりしています……」

　認知機能が低下した高齢者では，食べ物の口のなかへのため込みといった問題が頻発します（1章4「ミールラウンドでみられる症状と対応法」参照）．主に，口のなかに食べ物が入っているという状態が認知できない，それが食べ物であることを認識できないことが原因です．そうした状況において，義歯が口腔内に入るとどうでしょう？義歯が口のなかに入ったというだけで，高齢者は混乱するでしょう．「義歯は食べるための道具で，あったほうがいい」と理解してもらえない場合があります．さらに，義歯に慣れていないときに，食べ物が口のなかに入るとどうでしょう．残念ながら，口蓋や歯槽部を覆ってしまう義歯は，口腔内感覚を鈍麻させてしまう装置となってしまいます．場合によってはむせの原因ともなります．

　加齢とともに口腔内感覚や口腔内認知が低下した高齢者にとって，口のなかに食塊が入っている感じがもてなくなるのも納得です．そうなると，義歯を入れないほうがスムーズに食べられて，食事時間も短くなる．当然起こりうることです．

4 Q：「入院する前は普通食を食べていたのに，なんでこんなとろとろした，べちゃべちゃした食べ物にしないといけないの？本人がかわいそう……」

　食形態変更の提案には，多くの家族は困惑します．ましてや，急な変更の提案には抵抗があっても致し方ありません．嚥下障害による誤嚥性肺炎で入院すると，当初は禁食となり，安全を考慮し少しずつ食べだして，肺炎も治った……ということで，退院を迎えます．退院前，病院で提供されていた食事が「ペースト食」となると，高齢者施設でもペースト食が推奨されます．家族や本人にとっては決しておい

しそうに見えない食事が出されるので，不満も募ります．「もう肺炎も治ったのだから食事を戻してくれ」ということです．

しかし，入院期間中に2週間ほど禁食になり安静状態でいたとします．禁食で安静状態の場合，1日当たり0.5％ほど筋肉量が減少するといわれています．2週間だと7％ほど筋肉量が低下していることが予想されます．そうです，入院の原因は嚥下障害による誤嚥性肺炎だとしても，入院によって治ったのは「肺炎」であって「嚥下障害」ではありません．退院後，筋肉量の減少により嚥下障害もさらに悪化している可能性があると考えたときに，ペースト食も致し方ないかもしれません．

未来永劫ペースト食であると考えると抵抗を覚えますが，「今は無理する時ではないですよ」と言えば，受け入れてくれるかもしれません．

5 Q：「常食を食べさせたいのですが，ペースト食じゃなきゃだめですか？」

ケアプラン立案では，この質問のような二者択一が求められることがあります．ペースト食を食べている人について，食上げをするかしないかといった問題です．本人や家族の希望や，ペースト食という機能的な食べ物に抵抗感があり食が進まないというケースが確かにあります．

これは，胃瘻を造設された人が経口で食べてよいか，いけないのか，といった議論によく似ています．胃瘻の場合，患者の状態によっては「ちょっとだけ口から食べる」ことを許されることがあります．これにならって，食形態においては「基本はペースト食だけど，1品目だけ常食にする」という提案も可能です．同様に，例えば，「調子の良い朝食時だけ常食にする」ことや，「常食を半分量だけ食べて後はONS（経口的栄養補助）を行う」といったケアプランもありなのです．後者のやり方は，注意の持続が困難な人や疲労のために全量を常食にするには躊躇される人に最適です．常食を食べるときはいつもよ

りしっかり頑張るといったことが可能であったりするからです.

ケアプランは,All or Nothing ではなくてよいのです.

6 Q：「義歯は，結局あったほうがいいの？　なくてもいいの？」

　その人に「義歯があったほうがよいか，あるいはなくてもよいのか」.そのことを判断しなければならないときは，介入前後の3日ほどの様子を比較してみるとよいでしょう.介入後，新しい口腔の環境に慣れる時間も必要です.なので，義歯を入れてからの3日間と，それ以前の義歯がなかった日の様子を比べます.むせや食事時間の問題などが義歯の有無でどう変わったか，スタッフたちに記録をしてもらうのです.義歯をいれた直後のミールラウンド1回の結果だけで白黒つけるよりも，施設の職員が納得しやすくなるでしょう.しばらく外されていた義歯を再び使い出そうとする場合も同様です.

　こうした，介入後にしばらく様子をみる期間を作るというのは，食形態の変更をしたときや，とろみの有無に悩んだときにも使えるテクニックです.

COLUMN

食事量を考える

●高齢者施設への入居を機会に体重が増える人，減る人

　在宅で暮らしていた人が高齢者施設に入ることで，栄養状態が改善される場合が多くあります．在宅における食事は一様な献立になりがちで，場合によっては欠食することもありますが，一方の高齢者施設では栄養を考慮した食事が定期的に提供されるからです．

　ところが，高齢者施設への入居により，体重を減少させる利用者がいるのも事実です．施設では食事時間が固定されているのが一般的です．そして，本人が食べたいときに食べるのではなく，施設の都合で配膳される時間が決まっており，食べていられる時間も決まっています．在宅のときは，おなかのすいたときや食べたいときに食事をすることが可能でした．少量ではあっても，頻回に食事や菓子などを口にすることで栄養状態が保たれている場合もあるのです．

　高齢者になると，1回に食べることが可能な食事量は減少します．咀嚼障害を補うために，一口に対して咀嚼を繰り返して，飲み込むまでに時間をかけざるを得なくなる人がいます．また，上肢や手指の機能の低下により一口を運ぶのに時間がかかる人もいます．さらには，認知機能の低下により食べることに集中できない人もいます．これらは食事時間の延長につながり，疲労を起こし，食思にも影響を与えます．また，胃腸の障害ですぐにおなかがいっぱいになってしまう人もいます．いずれも，1回に食べることが可能な食事量の減少につながります．

●食事時間と量を工夫する

　高齢者施設では，決められた時間に食べきれなかった食事は，「食べないもの」として処理されてしまう場合が多いようです．1回の食事量が確保できずに栄養状態が悪化(体重が減少)する人には，10時，3時のおやつの時間や，時として就寝前の時間を利用して，食事量を確保することも必要です．おやつの時間に高エネルギーや高たんぱくに配慮したデザートタイプの食品を食べてもらうのも良い取り組みです．

食事時間は重要な評価項目となります．食事時間延長と関連する要因は，注意の持続の可否や咀嚼能力，上肢機能などです．本人のこれらの機能と現状の食事にミスマッチがあると，食事時間の延長がみられます．

　注意の持続が困難で食事が途中でペースダウンしたり止まったりしてしまう人には，適切なタイミングでの声かけや食事介助を入れていく必要があります．自立を促す目的で自食にこだわるのも必要ではありますが，食事量を減らしては意味がありません．上肢機能の低下した人に対しては，最初のうちは自分で摂取をしてもらって，途中から介助に入るといった配慮が必要です．また，咀嚼機能に合わない食事を食べていることも食事時間の延長につながります．焼き魚が口のなかにばらついてしまっていつまでも口のなかに残り，次の一口に移行できない場合もあり，食品ごとの配慮も必要です．

　食事時間は1食あたり30〜40分程度を目安として，その時間内に食べられるように何らかの配慮が欲しいところです．

●その人に合わせた食事の提供とは

　また，食事量はその人の生活のリズムにも左右されることがあります．つまり，1日のうちで「食べられる時間帯」と「食べられない時間帯」がある場合です．朝は調子良く食べられるけど，夕刻になると疲労がたまり食べられなくなっていく人がいます．逆に，朝の目覚めが悪く食事量の確保が困難でも，お昼は見違えるように食べることができる人もいます．このような本人のペースに合わせた食事やおやつの提供を考慮したいものです．

　本人にとって食べきれない食事を毎回残すのはつらいものがあるでしょう．最初から食べられるだけの量が配膳されれば，本人も「完食した」という達成感があるし，介助する側も「食べさせなきゃ」といった責務に追われず，できなかったことへ焦燥感を感じることもなくなるでしょう．

　食事量は，個々の食事での喫食率を測定することも重要ですが，1日をトータルで，場合によっては3日間ほどの長めの期間で考えることで，余裕が生まれ，おやつなどを利用しながら食事量を増やす工夫の方法も見いだすことができます．

5章

歯科が関わったミールラウンド事例集

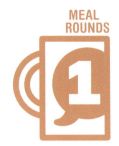

MEAL ROUNDS 1

家族が食形態の維持を望んだ事例

1 背景

　86歳，女性，原疾患は脳梗塞，認知症．147 cm，52 kg．キーパーソンは長男．特別養護老人ホーム（以下，特養）に4年前に入所しました（この特養では月に2回程度ミールラウンドを行っていました）．

　もともとは自宅で介護をしていましたが，5年前に脳梗塞を発症し，近隣病院に入院となりました．その後，全身状態が安定したためリハビリ病院，介護老人保健施設（以下，老健）を経て現在の特養に入所となりました．現在入所している特養の前に入所していた老健では刻み食を経口摂取していましたが，食事が進まないためミキサー食となったとのことです．このことに対して家族は老健への不信感も持つようになり，現在の特養に入所後はソフト食に食事形態を変更していますが，「刻み食が摂取できないかと」のことで嚥下評価の依頼となりました．

2 評価

　初回評価において，外部観察により顎の咀嚼側に偏移するような開閉口運動や咀嚼側の口角が引かれるような動きを伴う効率のよい咀嚼運動は認められず，単純な上下運動を認めるのみだったため，押しつぶしができる程度と評価しました．

　さらに，時折むせがみられる状態でした．嚥下内視鏡検査では外部

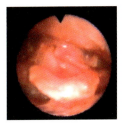 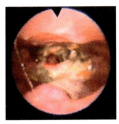 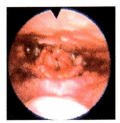

図1　安静時　　図2　刻み食嚥下後の咽頭内　　図3　ソフト食嚥下の咽頭内

　観察の所見と乖離はなく，刻み食はそのままの形で咽頭内に流入し，咽頭内に多量に残留をきたしていました．その一方，ソフト食は口腔内で押しつぶすことができ，かつ刻み食に比べ咽頭残留が明らかに少ない状態でした（**図1～3**）．
　これらの所見より，「食事形態はソフト食（現状のまま）が妥当である」との評価としました．

3　その後の経過

　上記の結果を家族に伝え，食事形態はソフト食のままとしました．その後，月に1回の再評価を行いつつ経過を観察していたところ，初回評価から2年が経過した段階でソフト食も摂取が進まなくなり，食事中のむせが頻回に認められるようになってきました．ミールラウンド時にペースト食を試したところ，むせなく嚥下が可能であることから，施設職員を通じて嚥下機能が低下していること，食事形態はペースト食が妥当なレベルであることを家族に連絡をしました．しかし，家族は食事形態の変更には難色を示したため，施設職員に同席のうえ，キーパーソンである長男と歯科医師が直接面談することとなりました．
　面談時に，「嚥下機能が低下しているため今の食事形態では誤嚥リスクが高い」こと，「誤嚥性肺炎の発症は体力の低下を招き，経口摂取そのものが困難になる」こと，「窒息をきたした場合，意識があるまま呼吸ができなくなり苦しい思いをする」こと，また，「発症した場合命の危険もある」ことを説明しました．

加えて，「食事中に苦しい思いをしているのはあくまで本人である」こと，「むせて苦しみながら食事をとることが本当に本人の望みかどうか考えてほしい」ということを伝えました．加齢とともに嚥下機能が低下することは避けられないが，低下する嚥下機能に食事の形態を合わせることで食事時の苦しみは少なくなるばかりではなく，栄養摂取面からも有利であることを説明し，理解を得ようとしました．

　初回面談時には長男からの同意は得られず，徐々に患者の体重は低下をきたしていました．2週間後に昼食時に長男が面会に訪れた際，患者の食事場面を観察しつつ同じ内容を再度説明しました．

　長男は患者が苦しそうに食事を摂取している場面を改めて確認し，歯科医師の説明している内容に理解を示すとともに，食事形態の変更に同意を出しました．

MEAL ROUNDS

2 食内容の変更が体重増加につながった事例

1 食内容変更の考え方

　摂食嚥下障害者は一回に嚥下できる量が限られるため，一口量の食べ物を処理するために多くの時間を必要とします．食事時間の延長は疲労による食事摂取量の低下につながるため，体重減少や低栄養のリスクとなります．そこで，食形態をより均一で嚥下しやすいペースト食に変更して食事時間の短縮を図ろうと考えますが，安易な食形態の変更は，患者をさらなる低栄養状態に導くことになるかもしれません．ペースト食は，調理時の加水により容量が増加するため，同じ重量の普通食と比較してエネルギー給与量が約10％減少するとの報告もあります[1]．よって，必要エネルギー量を確保するためにはより多くの量を食べなければなりません．つまりは，ペースト食への安易な変更が低栄養の一因になりうるのです．このような場合，「食形態の変更」ではなく，「食内容を変更」することが有効となります．

2 症例

　症例は88歳の女性，重度の認知症があります．食事時のため込み，むせ込みと最近の食事摂取量の低下および体重減少について，担当職員よりカンファレンスに上げられました．

　歯科医師によるミールラウンドにより，食事の後半にかけて集中力の低下がみられはじめ，食事ペースの低下と口腔内の食べ物のため込

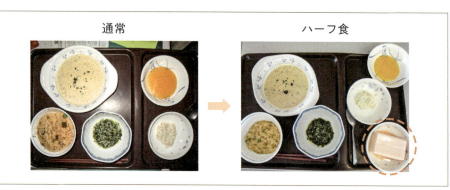

図1 ハーフ食＋補助食品
・ハーフ食は，通常の食事をすべて半分量にする
・食が細い人，食事摂取時間が長く疲労しやすい人，摂食嚥下障害があり誤嚥のリスクが高い人などに提供
・不足するエネルギー量は補助食品によって補う（右写真の右下）

No.1　氏名　○○○○

	初回評価	再評価①	再評価②
日付	9月20日	10月9日	11月5日
問題点	口腔内ため込みがあり，左口角からの食べこぼしがある．食事摂取量と体重減少がある．		
評価	外部観察評価：疲労により食事後半になると舌の送り込み低下し，口腔内のため込みが認められた．		
プラン	ホーム食を半分（ハーフ食）とし，高カロリー補助食品を加えて食事のボリュームを下げる食内容を提示した．リクライニング車椅子に変更する．		
改善点		食事摂取量は安定し，食べこぼしが軽減した．	摂取良好，体重増加傾向．

図2 評価シートの一例

みが確認されました．また，嚥下反射のタイミングが不良であり，食事中のむせがたびたび観察され，結果として食事時間の延長が認められました．

評価の結果，口腔内のため込みについては，疲労に伴う口腔機能の低下，特に食事後半にかけての舌機能の低下による送り込み障害によるものと考えられました．

3 対応

評価後のケアプランとして，「食事のボリュームを下げたハーフ食への食内容変更」と，舌の送り込みの低下に対して「リクライニング車椅子による姿勢調整」を提案しました．ハーフ食は，疲労による食事摂取時間の延長や食事の後半にかけての摂食嚥下機能の低下による誤嚥のリスクが考えられる場合に，通常の食事を半分量にし，その分高カロリーの補助食品を加えて，必要な栄養量を維持した状態で全体の食事のボリュームを下げた食事を提供する方法です（**図1**）．

1カ月後のカンファレンスにおける経過報告では，食事摂取量が安定し，全量摂取が可能となる日が増えてきました．その後の摂食状況としてため込み，むせは軽減し，摂取量の改善，体重の増加も徐々に認められました（**図2**）．

このように，ハーフ食に補助食品を加える食内容の変更は，食形態を維持できるため，本人，家族に受け入れられやすい食支援の方法です．

■ 文献
1）林　静子．高齢者の栄養ケアにおける疑問と検証（1）刻み食，ミキサー食の落とし穴．臨床栄養．2002；100（2）：145．

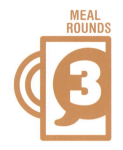

認知症高齢者に対して食具の変更により自食を維持した事例

1 症例

　86歳の男性，アルツハイマー型認知症であり，要介護4のため介護老人福祉施設に入居していました．施設の介護相談員より「食事時にいつまでも噛んでいて飲み込まず，食事時間が長い」という理由から摂食嚥下機能評価の依頼がカンファレンスで上がりました．これまでの経緯として，入所当時は常食を自力摂取していましたが，認知機能の低下とともに，食事の開始が困難となり，食べ物のため込みが多く認められるようになりました．

　初回評価時の食形態は粥とソフト食を全介助で摂取している状況でした．既往歴として高血圧症がありました．身体所見として，身長151 cm，体重51.5 kg，BMI 22.6，ADLは全介助，認知機能はCDR (Clinical Dementia Rating) 3で，重度認知症の状態でした．

2 初回評価および指導

　口腔内所見として，欠損歯は下顎右側臼歯部のみでした．重度認知症のためセルフケアは困難であり，ケアスタッフによるブラッシングには拒否があり，口腔清掃状況は不良でした．また，臼歯部相当部に指を置くと反射を中心とした顎の単純上下運動（咬反射）が認められ，食形態に合わせた動きが困難であると考えられました．

　食事観察では，食事に集中できず，周囲をキョロキョロと見回し，

お膳を前にしても食事を開始することができない，という評価所見でした．さらに，口をなかなか開けてくれないことが多く，介助者が苦労して食べ物を捕食させてもため込んでしまい，嚥下反射の惹起遅延が観察されました．舌の動きは前後運動が中心であり，咀嚼運動は認められませんでした．

VEを用いた検査は拒否のため施行できませんでした．頸部聴診による評価において，嚥下前後の呼吸音は清聴，嚥下音も良好であり，水分，固形物の誤嚥を疑う所見は認められませんでした．以上により，先行期の障害による摂食嚥下障害であると考えられました．

まずは，施設スタッフと協働して，食事に集中できるような環境作りを行うこととしました．食事はワンプレートでの提供に変更し，介助時の余計な声かけは避けるよう指導しました．また，水分はため込むためゼリーでの提供に変更しました．加えて，口腔清掃に拒否があったため歯科衛生士による口腔衛生管理を定期的に行うよう指示しました．

③ その後の経過

評価から4カ月後には食事に1時間かかるようになり，摂取量の低下が認められたため，栄養補助食品を提供することにしました．6カ月後にはため込みや食事時間の延長が顕著となったため，食形態をペースト食に変更し，さらにハーフ食にして，栄養補助食品の提供を行いました．7カ月後に誤嚥性肺炎のため1週間入院となり，摂取量と体重減少が顕著に認められました．また，咬反射に加えて，吸啜反射が認められ，液状物をすする動きが観察されました．そこでこの単純化した動きを利用して，液状物をお皿から直接口唇に触れさせて摂取させる介助方法を提案したところ，ため込みなく，嚥下することが可能でした．さらに，自食を促すためレンゲの使用を提案したところ，自分で口元にもっていき，液状物をすする動きにより自食が可能となりました（図1）．明らかな体重の増加は認められませんでしたが，退院後70%であった摂取量は90%にまで改善しました（図2）．

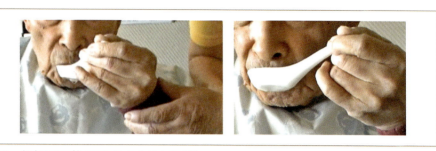

図1　外部評価（初回評価より8カ月後）
入居者の手を取り，レンゲを口元にもっていく自食を促す介助により自己摂取が可能となる

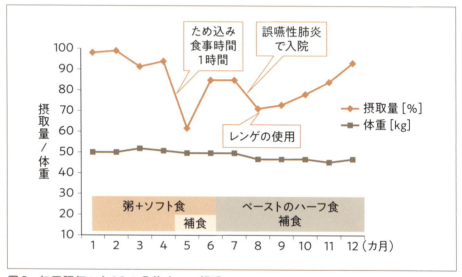

図2　初回評価から12カ月後までの経過

4 食支援のポイント

　本症例は，見当識障害のため食事を行う場面であることが理解できない状態であったと考えられます．そのため，食事を行う場所であることが理解できない，さらに食事介助に対しても口元に向かってくる食べ物やスプーンが理解できずに拒否を示したと考えられました．また，原始反射の再出現により固形物の摂取が難しく，食事時間の延長が認められましたが，原始反射をうまく利用するための食形態変更，食具の工夫および行動提示による自己摂取の動機づけが摂取量の改善につながったと考えます．

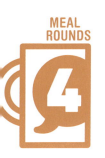

看取りに向けて食支援のギアチェンジを行った事例

　食べることは生きる楽しみや喜びにつながるため，最期まで口から食べたいと願う人は多いと思います．しかし残念ながら，誰しもいつかは食べられなくなって最期の時を迎えます．

　高齢者施設における食支援では，身長・体重から換算した必要栄養量に基づいた栄養計画が必要となりますが，摂食機能低下とともに残存機能に基づいた計画が必要となります．さらに，機能減退が顕著になると，食べること自体が誤嚥や窒息のリスクとなる時期がやってきます．このような段階では，食事摂取量をいかに確保するかではなく，食事提供量を少なくして無理をしないプランに変更する，「ギアチェンジ」が必要になります．提供量を制限することで体重減少はしていきますが，誤嚥性肺炎や窒息にならないようなソフトランディング（枯れるように最期を迎える）を目指します．

1 症例

　78歳の男性．疾患は前頭側頭型認知症でした．既往歴には，脳梗塞，誤嚥性肺炎，脱水がありました．特別養護老人ホームに入居中であり，摂取状況はペースト食を自食にて摂取していました．施設職員から，「飲み込みが悪く，痰がらみがあり，食後のむせ込みが多く認められる．覚醒不良により食事を中断することもある．安全な食事方法について知りたい」という依頼が入りました．

2 評価および対応

　食事の観察評価では，食事中の湿性嗄声，頸部聴診により咽頭残留音が認められました．VE検査所見では咽頭，喉頭内の唾液貯留，唾液誤嚥が認められました．また，嚥下反射の惹起遅延，食物の咽頭残留，喉頭侵入および誤嚥が認められました．さらに，むせのない不顕性誤嚥が観察されました（図1）．水分についてはとろみを付与することで誤嚥は軽減しましたが，食べ物についてはゼリー状の食品を用いても持続的な不顕性誤嚥が認められ，経口摂取を行うことのリスクが非常に高い状態でした．

　以上の評価より，誤嚥の機会を少なくするために食事提供量を変更してソフトランディングを目指すプランを提案しました．具体的な指導内容は，食前食後の吸引，水分は統一したとろみを付与して提供すること，水分量の確保に気をつけること，そして，栄養は高エネルギーの補助食品を5回食として提供しました（図2）．

3 5回食の留意点

　5回食のプランは，積極的な栄養摂取を目的としていません．よっ

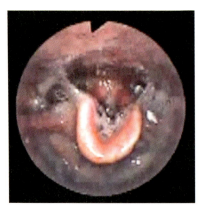
唾液誤嚥

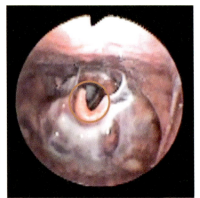
咽頭残留と食物誤嚥（○）

図1　VE検査所見

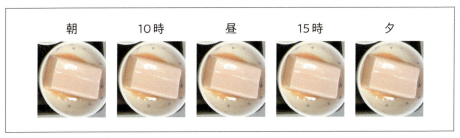

図2　5回食
- 機能低下，疲労により，安全な経口摂取が困難になってきた人，経口摂取自体がリスクとなる人に対して提供する
- 無理しないプランのため，摂取量は低下し，徐々に体重は減少していく

表1　5回食プラン時に起きたスタッフ間の認識のずれ

	提案した5回食プラン	誤って提供されたプラン
朝：	栄養補助食品　1回目	栄養補助食品　1回目と2回目
10時：	栄養補助食品　2回目	覚醒不良が多く，水分のみ提供
昼：	栄養補助食品　3回目	栄養補助食品　3回目と4回目
15時：	栄養補助食品　4回目	食事の提供なし
夕：	栄養補助食品　5回目	栄養補助食品　5回目

5回食プランの再確認
- 状態が良好であり，調子が良くても1回提供量は守る
- 食べられるときに食べられる分だけ提供するプランではない

て，徐々に体重は減少していくため看取り対応となります．たとえ普段より調子よく食べるからといって，一回の提供量以上の食品を食べさせては意味がありません．

　これは，実際に経験した事例ですが，5回食の提供時には，利用者に対する介護担当者の思いが強くなると，食べさせたいという気持ちからか認識のずれが起きやすくなります．結果として，提案した5回食プランではなく，食べられるときに食べられる分だけ提供する誤ったプランが行われていました（**表1**）．よって，5回食の提案時は十分な話し合いによりコンセンサスを得る必要があります．また，提案したケアプランに対してフロアでの疑問点についてもカンファレンスに取り上げ，各職種でのケアプランの統一を行うこと，場合によっては再検討を行うことも必要であると考えます．

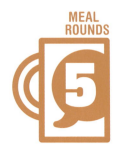

5 行動提示が上手くいった事例

① 認知症になるということ

　日本人は，食事の際にはお茶碗を左手に取り，右手に箸を持ち，食事をします．それが習慣でした．また，箸は，刺す・つまむ・掬う・切る・かきこむといった，さまざまな用途に使用され，食材に合わせて使い分けています．しかし，こうした動作には，上肢の機能，手指の機能，茶碗を持つ手との協調だけでなく，箸や茶碗はどのような道具なのか，どう使えばいいのかなど，道具の意味を理解する必要があります．

　また，食べることには作法や食べ方，順番があります．例えば，日本そばを食べることを考えてみましょう．ザルにのったそばと，椀に入ったそばつゆ，小皿に薬味とわさびが運ばれてきました．食べる前になにをして，食べるときにはどう口に運ぶか？日本人なら知らない人はいません．しかし，認知症が進行してくると，こうした理解が困難になり，そもそも食べ始められないことが起こります．

　食卓には，主食，主菜，副菜，調味料といった「食べ物」と，箸やスプーンなどの「食具」にあふれています．また，食べ物によって食べ方や食べる順番が決まっています．認知症の人にとっては，これらを理解して，合理的な行動に移すのが困難となります．

2 症例

　88歳女性．認知症が重度になり，自宅から特別養護老人ホームに入居しました．自宅では，自分で食事をしていましたが，老人ホームに入ってからは，介助なしには一切食べることができなくなってしまいました．目の前に食事を並べて，いくら促しても，食べようとはしません．しかし，口の中に入れて差し上げると，モグモグとペースよく食べて，むせることもありませんでした．日常生活では，普段からタオル畳みなどの作業には積極的に取り組んでくれて，上手に仕上げてくれている様子から，手が動かないわけではなさそうです．どうも，上記のように認知症が進行し，食べ物や食具を認識できずに食事を開始できないことが疑われました．

　そこで，目の前に介助の人が利用者のまえ座り，同じ食事を食べている様子を見てもらうことをしてみました．模倣した動作が可能ならうまくいくケースもあるからです．しかし，この方法では一向に食べだしてくれませんでした．

　次は，本人にスプーンを握らせ，腕を取って，食器から食品を掬い取り，さらに口の中に入れるといった方法を取ってみました．二人羽織のような感じです．数口繰り返して，介助者は手を離したところ，自分で食事を掬い，捕食する動作がみられ，その後は安定して摂取が可能となり，完食しました．

　このような方法は「行動提示」と呼ばれており，食事の援助として，「見守り」「言語的促進」「非言語的促進」「身体的誘導」「全介助」のうち，非言語的な促進と身体的誘導に相当するものです．食事支援場面における行動援助をして利用価値があります．

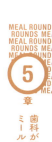

食具と食の自立

●食具と食の自立の関係

　日本人は食事の際，茶碗を左手に，箸は右手に持ち食事をします．これが長年の習慣です．箸は，刺す，つまむ，すくう，切る，かき込むといったさまざまな用途に使用され，食材に合わせて使い分けてきました．

　しかし，箸を扱う一連の動作には上肢が広い範囲で動くことや手指が巧みに動くことが要求され，また，左手に持つ茶碗の位置や傾き具合などとうまく一体となった動作が必要です．そのため，上肢や手指の機能が低下したり，体幹の保持が困難になったり，左手と右手の協調，さらには口の動きとの協調がうまくいかなくなると，このような食事のスタイルは困難になります．茶碗を左手で持つことが困難になれば茶碗は置いたままで食べることになり，箸が使えなくなればフォークやスプーンに置き換えられます．食具そのものが使用困難になると，食事の介助が必要となります．

　日本食は茶碗と箸で食べたいと思うものです．しかし，箸を使うことにこだわりすぎると，食事時間が長くなり，疲労も相まって，食事量が確保できないという事態に陥ることがあります（**動画32，33**）．

●箸を使うか，フォークを使うか，スプーンを使うか

　一方で，箸を扱う動作はフォークやスプーンに比べて比較的難しいために，食事のペースが一定となり，このことがペースメーカーのような役割を果たすことがあります．つまり，かき込んで食べたり，一口量が多くなったりはしにくいということです．各種機能が低下した場合でも箸を使い続けたい場合，例えば大きめの食材はあらかじめ切り分けてつまみやすいようにする，箸ではすくいにくい食材の場合は介助する，というような工夫をすれば，箸による食事を継続することも可能になります．

　フォークは食材の切り分けやすくい取り，刺す作業に適しています．しかし，適切な大きさに切り分けられないままにフォークに刺さってしまい，大きな形のまま口に運ばれてしまう場面もみられ，注意が必要です．

同様に，スプーンの場合にはさらに多くの食事を一気にすくうことが可能で，一口量の調整が困難な人の場合には窒息・誤嚥などの危険が伴います．この場合，ボウル部分の小さいスプーンを使用してもらうことで，一口量の調整が可能になります．

● **適切な食具で食の自立を促す**

他にも，市販の福祉用の食具を活用することも考えられます．箸については，ピンセットタイプや握りを太くしたものがあります(**図1**)．スプーンやフォークに関しても，握りを太くして持ちやすくしたものや，上肢や手首の動きにくい人向けに柄の曲がったもの，右利き用・左利き用などさまざまに工夫されたものが市販されています(**図2，3**)．

また，皿に関しても深めであったり，縁が内側に折り込まれていてスプーンなどで食事をすくいやすいように工夫されているものもあります(**図4**)．また，頸部を後屈させないで飲むことができ，誤嚥のリスクを減らせるコップ(ほのぼの湯のみ)もあります(**図5**)．

このように，その人の状態に合わせた適切な食具を選ぶことは，食事の自立を支援するだけでなく，低栄養の予防や誤嚥の防止に役立つことになるでしょう．

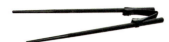

図1　ピンセットのように握りやすくなった箸

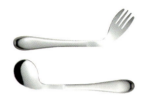

図2　先が左右に曲がったフォークやスプーン

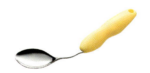

図3　持ち手が太くなったスプーン

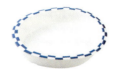

図4　縁が折り込まれている皿

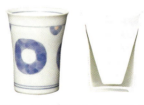

図5　ほのぼの湯のみ．内側に傾斜がついているため，頸部を反らさずに中身を飲むことができる

画像提供：株式会社 青芳

歯科が活躍するミールラウンド&カンファレンス
高齢者の「噛めない」「食べない」に
訪問診療で取り組むためのガイドブック

ISBN978-4-263-44564-8

2019年 9 月10日 第1版第1刷発行
2024年 8 月10日 第1版第4刷発行

編 著 菊 谷 　 武
著 者 高 橋 賢 晃
　　　 戸 原 　 雄
　　　 尾 関 麻 衣 子

発行者 白 石 泰 夫
発行所 医歯薬出版株式会社
〒113-8612　東京都文京区本駒込1-7-10
TEL.（03）5395-7638（編集）・7630（販売）
FAX.（03）5395-7639（編集）・7633（販売）
https://www.ishiyaku.co.jp/
郵便振替番号 00190-5-13816

乱丁，落丁の際はお取り替えいたします．　　　印刷・真興社／製本・愛千製本所
© Ishiyaku Publishers, Inc., 2019．Printed in Japan

本書の複製権・翻訳権・翻案権・上映権・譲渡権・貸与権・公衆送信権（送信可能化権を含む）・口述権は，医歯薬出版（株）が保有します．
本書を無断で複製する行為（コピー，スキャン，デジタルデータ化など）は，「私的使用のための複製」などの著作権法上の限られた例外を除き禁じられています．また私的使用に該当する場合であっても，請負業者等の第三者に依頼し上記の行為を行うことは違法となります．

JCOPY ＜出版者著作権管理機構 委託出版物＞
本書をコピーやスキャン等により複製される場合は，そのつど事前に出版者著作権管理機構（電話03-5244-5088,FAX 03-5244-5089,e-mail：info@jcopy.or.jp）の許諾を得てください．